国家"十三五"重点规划图书

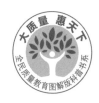

公共卫生领域标准化范例荟萃
营养分册

中 国 疾 病 预 防 控 制 中 心
国家卫生健康标准委员会营养标准专业委员会　编著

中国标准出版社

北 京

图书在版编目（CIP）数据

公共卫生领域标准化范例荟萃. 营养分册 / 中国疾病预防控制中心，国家卫生健康标准委员会营养标准专业委员会编著. —北京：中国标准出版社，2022.6
（大质量 惠天下：全民质量教育图解版科普书系）

ISBN 978-7-5066-9918-1

Ⅰ. ①公… Ⅱ. ①中… ②国… Ⅲ. ① 营养卫生—卫生标准—中国 Ⅳ. ①R194 ②R15

中国版本图书馆CIP数据核字（2022）第 043465 号

出版发行	中国标准出版社	印　　刷	中国标准出版社秦皇岛印刷厂	
	北京市朝阳区和平里西街甲2号（100029）	版　　次	2022年6月第1版　2022年6月第1次印刷	
	北京市西城区三里河北街16号（100045）	开　　本	880×1230　1/32	
	总编室：(010) 68533533	印　　张	3	
	发行中心：(010) 51780238	字　　数	57千字	
	读者服务部：(010) 68523946	书　　号	ISBN 978-7-5066-9918-1	
网　　址	http://www.spc.net.cn	定　　价	40.00元	

如有印装差错　由本社发行中心调换

总编著委员会

主　编　刘剑君　雷苏文

副主编　王子军　朱宝立　张玉琼　卜　秋

　　　　　刘　芳　付　晨　邓　瑛

编　委　（按姓氏笔画排序）

　　　　丁钢强　中国疾病预防控制中心营养与健康所

　　　　么鸿雁　中国疾病预防控制中心

　　　　马　军　北京大学

　　　　王春民　苏州市疾病预防控制中心

　　　　王振虎　北京中医药大学

　　　　卢青青　苏州市吴中区疾病预防控制中心

　　　　卢金星　中国疾病预防控制中心传染病预防控制所

　　　　田昌伟　昆山市疾病预防控制中心

　　　　白雪涛　中国疾病预防控制中心环境与健康相关产品安全所

　　　　冯　岚　中国疾病预防控制中心传染病预防控制所

　　　　冯子健　中国疾病预防控制中心

　　　　朱秋鸿　中国疾病预防控制中心职业卫生与中毒控制所

刘开琦　中国疾病预防控制中心

刘纪廷　苏州市吴中区疾病预防控制中心

孙　新　中国疾病预防控制中心职业卫生与中毒控制所

孙乃玲　中国疾病预防控制中心

孙全富　中国疾病预防控制中心辐射防护与核安全医学所

孙贤理　北京市爱国卫生运动委员会

孙殿军　中国疾病预防控制中心地方病控制中心

李　京　潍坊医学院

李卫国　苏州市吴江区疾病预防控制中心

肖　萍　上海市疾病预防控制中心

邴鹏飞　苏州市疾病预防控制中心

沈　超　苏州市疾病预防控制中心

张　兵　中国疾病预防控制中心营养与健康所

张　群　中国疾病预防控制中心

张付刚　苏州市疾病预防控制中心

张流波　中国疾病预防控制中心环境与健康相关产品安全所

陈尔东　中国疾病预防控制中心辐射防护与核安全医学所

罗宣萍　贵州省疾病预防控制中心

金　松　苏州市吴江区疾病预防控制中心

周　泽　南京医科大学

周晓龙　苏州市疾病预防控制中心

周晓农　中国疾病预防控制中心寄生虫病预防控制所

郑艳敏　苏州市疾病预防控制中心

施小明　中国疾病预防控制中心环境与健康相关产品安全所

姚孝元　中国疾病预防控制中心环境与健康相关产品安全所

姚砂洁　中国疾病预防控制中心

栗　新　忻州市疾病预防控制中心

郭丽萍　中日友好医院

黄志征　苏州市疾病预防控制中心

曾晓芃　北京市疾病预防控制中心

谢颖珏　苏州市疾病预防控制中心

本册编著委员会

主　编　丁钢强　张　兵

副主编　王惠君　苏　畅　姜红如

编　委　（按姓氏笔画排序）

白　晶　刘英华　李增宁

张　坚　张　倩　张　霆

张晓帆　袁　芃　霍军生

前　言

营养是人类维持生命、生长发育和健康的重要物质基础，国民营养事关国民素质提高和经济社会发展。近年来，随着我国科学和社会的进步以及国民生活水平的不断提高，国民的健康意识有了很大的提高，对营养的需求大幅增加，需要营养工作人员提供更多、更精准的营养服务。同时，我国存在着营养不足和营养过剩的双重负担，加之整体营养工作基础相对比较薄弱，营养工作人员面临着巨大的挑战。对营养工作人员来说，不仅要了解营养科学的基础理论，更要掌握处理营养问题的标准规范方法。因此，营养标准的研制和及时发布将在提高营养工作人员的业务能力、促进营养工作发展以及助推国民健康水平方面起到重要的作用。为了推进健康中国建设，提高国民营养健康水平，2017年6月，国务院发布了《国民营养计划（2017—2030年）》，该计划明确提出了到2030年使营养法规标准体系更加健全的营养标准工作目标，并着重强调了完善营养标准体系的具体实施策略。2019 年 7 月，国务院印发了《健康中国行动（2019—2030 年）》，该文件围绕疾病预防和健康促进两大核心展开，并提出了实施合理膳食行动等 15 个重大专项行动。国家卫生健康标准委员会营养标准专业委员会将以此为契机，抓紧落实相关工作任务，不断完善我国营养标准体系框架，为促进国民营养健康助力。

2010 年 8 月，卫生部批准成立了卫生部营养标准专业委员会①。营养标准专业委员会的主要工作职责是提出营养标准发展规划和标准年度制修订计划的建议，审议营养标准，为国家卫生健康委员会营养工作的开展提供咨询和技术保障，推动营养标准在卫生领域和全社会的宣传贯彻。营养标准体系主要包括基础类标准、人体营养类标准、膳食营养指导与干预类标准、临床营养类标准、食物营养类标准、方法类标准等 6 类标准。营养标准专业委员会自成立以来，在各位委员的共同努力下，营养标准工作取得了较大进展，营养标准相关的基础性研究不断增多，标准制修订能力显著提高，标准体系逐步完善。截至 2021 年年底，现行有效的营养标准达 33 项，为营养监测与调查、营养素缺乏的筛查评估、人群膳食营养指导等工作奠定了坚实的

---

① 此专业委员会名称的全称在不同时期均不同，本书中除"推荐意见"版块标题处外，以下均简称营养标准专业委员会。

基础。

为了总结和宣传营养标准相关工作，也为了向关注营养标准的相关人员提供可借鉴的资料，营养标准专业委员会根据中国疾病预防控制中心的统一安排和部署，组织标准主要起草人及相关专家编著了《公共卫生领域标准化范例荟萃　营养分册》。

本书从立项、编制、审查、报批、发布及实施、宣贯、评估等标准化过程对营养专业领域标准化范例进行了梳理和总结，尽可能完整地呈现标准制修订的全过程，不仅可以方便公众查阅，理解营养标准产生的过程，也为营养工作人员进行标准制修订、实施和评价等工作提供了参考，有利于推动营养标准体系的建设。

编著者

2022 年 1 月

目　录

13

主编想说

营养标准专业委员会正式成立以来，从最初的标准新兵，零基础起步，经过 10 多年不平凡的岁月，在不断学习中成长，在面对困难和挑战中成熟，在标准专业委员会委员和标准研制专家的努力下，营养标准专业委员会已经建立了较为完善的标准工作制度，完成了 33 项营养标准的编制工作，初步形成了较为完整的营养标准体系，为我国营养工作的专业化、规范化提供了标准依据，发挥了应有的贡献。

营养标准专业委员会经历两次换届，一些资深专家光荣地完成了阶段性任务，退居幕后；一批具有朝气的年轻委员加入新一届标准专业委员会中；通过营养标准工作，在全国培养了一定数量的营养标准专家。然而，相比我国巨大的营养工作任务和社会需求，营养标准和营养标准专家仍是凤毛麟角，远远不能满足国家营养健康事业发展的需要。因此，如何激发营养工作人员的积极性，更多地参与营养标准工作，更好地理解和使用营养标准，培养更多的营养标准专家，是我们今后面临的一项巨大挑战。

　　本书选取了 6 项具有一定代表性的标准进行介绍，旨在让读者了解营养标准的制修订过程，期望在营养工作人员的共同努力下，出台更多更好的营养标准。感谢为此书编写付出诸多努力和贡献的营养标准专家和营养标准专业委员会秘书处的全体同事！

——丁刚强　张兵

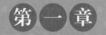

第一章　WS/T 430—2013《高血压患者膳食指导》

国家卫生健康标准委员会营养标准专业委员会推荐意见

随着我国经济的发展和国民生活水平的提高，高血压、糖尿病、肥胖等与生活方式密切相关的慢性病的发病率逐年增加，严重威胁我国居民的健康。诸多研究表明，加强居民膳食教育，改变不良膳食结构和习惯，有利于控制以上慢性病。对于高血压患者，除了应按时服用降压药外，饮食的改变也是非常重要的。WS/T 430—2013《高血压患者膳食指导》对成人原发性高血压患者（无并发症）的膳食指导原则及与高血压控制相关的营养素推荐摄入量进行了规定，并提出了普通居民也能读懂的每日食物类别和推荐摄入量。该标准的制定从膳食和生活方式着手，将科学控制高血压的知识惠及于民，规范了对高血压患者的膳食教育，使高血压患者真正受益于健康教育，对维护高血压患者的健康起到了积极的作用。

一、标准的立项过程

近年来，一些与生活方式密切相关的慢性病（如高血压、糖尿病、肥胖等）的发病率逐年增加。有资料显示，2012 年，全国成年人高血压患病率达 25.2%，已经严重威胁我国居民的健康。

国内外的大量临床研究已经证实，慢性病与不良的膳食结构、膳食习惯以及生活方式关系密切，反过来，循证医学的研究表明，加强居民的膳食教育和管理等方面的知识教育和普及，改变不良的膳食结构和习惯有益于控制上述慢性病。高血压患者除了要按时服用降压药外，高质量的睡眠、适当的运动、良好的情绪和合理的降血压饮食都是十分必要的，尤其是降血压饮食在某种程度上更为重要。美国波士顿大学医疗中心的专家研究认为，终止高血压膳食疗法（DASH）饮食可显著降低血压，包括食用水果、蔬菜和低脂低盐的谷物。DASH 饮食对食盐的限制十分严格，要求每人每日食盐摄入量为 1.5g~3g，而世界卫生组织（WHO）要求普通人每人每日食盐摄入量应限制在 3g~5g，以防止高血压的发生。中国营养学会推荐我国居民每人每日食盐摄入量应限制在 6g 以下，而我国居民的每人每日食盐摄入量高于推荐量。由于种种原因，从膳食和生活方式着手，科学控制高血压的教育和知识普及并没有惠及于民，其原因在于各类高血压知识普及教育缺乏严肃性、科学性，一些所谓的"科普工作者"，利用一些主流媒体，鼓吹所谓的"养生知识"，根本就是缺乏科学依据的信口开河。为了避免这类问题的发生，非常有必要建立常见慢性病控制（如高血压控制）的膳食指导原则，使高血压患者真正受益于健康教育。

由于高血压的发生与膳食因素关系密切，根据临床循证研究的结果，一些发达国家的相关协会等相继出台了高血压的控制原则和方法。2004 年 5 月，第 57 届世界卫生大会通过了《饮食、身体活动与健康全球战略》，其中非常重要的一条是"限制所有来源的盐（钠）消费和确保食盐碘化"。类似的非常重要的研究结果和公认的建议值得引起重视和借鉴。在国内，中国营养学会发布了《中国居民膳食指南》和膳食宝塔。但是国内缺乏相关的专业标准，而国内外相关的膳食与高血压关系的循证医学的文献不断涌现，鉴于此，出台高血压患者膳食指导的条件已经成熟。

2010 年 11 月，营养标准专业委员会向卫生部政策法规司提交申请 2011 年营养标准制修订项目立项，制定慢性病营养相关标准。由中国人民解放军总医院、中国医学科学院阜外医院国家心血管病中心、北京协和医院、中国疾病预防控制中心营养与健康所、中国营养学会、北京大学第三医院 6 家单位，申请制定《高血压患者膳食指导》标准。2011 年 4 月，卫生部政策法规司批复和下达了制定任务，随后与营养标准专业委员会签署了卫生标准制修订项目委托协议书。

二、标准的编制过程

1. 成立起草组

2011 年 4 月，标准起草工作正式启动，由中国人民解放军总医院薛长勇主任牵头，联合中国疾病预防控制中心营养与健康所杨晓光和张兵研究员、中国营养学会程义勇和翟凤英教授、中国医学科学院阜外医院国家心血管病中心赵连成研究员、北京大学第三医院常翠青研究员等组成标准起草组。他们都是营养和高血压领域的专家和学者，其中有一部分人员是营养标准专业委员会的委员，以前参与过标准的编写，也参加过卫生部政策法规司标准处组织的标准培训，比较熟悉标准编写的要求和程序，对国内外营养和高血压相关文献及标准也比较熟悉。

2. 启动前期工作

在薛长勇主任的指导下，由中国人民解放军总医院营养科刘英华主任组织团队进行资料收集和文献检索，正式开始了起草标准草案的前期工作。由于第一次制定此类标准，所以要考虑以下问题：该如何写？哪些内容具有指导性？起草组确定了标准适用于广大医疗卫生人员对成人原发性高血压患者的膳食指导。首先需要整理出营养与高血压的关系以及国内外的相关指南和共识。

（1）高血压的流行现状

高血压患病率和发病率在不同国家、地区或种族之间均有差别，并且随着年龄的增加而升高，高血压在老年人中较为常见，以单纯收缩期高血压多见。我国高血压的患病率整体呈明显上升趋势，而我国人群高血压知晓率、治疗率和控制率均比较低。

（2）与高血压发病有关的危险因素

① 遗传因素：高血压具有明显的家族聚集性。父母均有高血压，子女发病率高达 46%。约有 60% 高血压患者有高血压家族史。

② 饮食因素：不同地区人群血压水平和高血压患病率与钠盐摄入量呈显著正相关，另外，钾的摄入量和血压呈负相关。高蛋白饮食、过多摄入饱和脂肪酸等都属于血压升高的因素。

③ 精神应激：城市脑力劳动者高血压患病率超过体力劳动者，精神紧张的职业者发生高血压的可能性较大。

④ 吸烟、饮酒：吸烟、饮酒能使血压升高。

⑤ 体重：体重超标是血压升高的重要危险因素。肥胖的类型与高血压的发生关系密切，腹型肥胖者更容易发生高血压。

⑥ 药物：有一些药物也会引起血压的升高，如避孕药、麻黄碱、肾上腺皮质激素、非甾体抗炎药、甘草等。

（3）影响血压的主要膳食因素

控制和减轻体重，减少食盐摄入量，控制酒精摄入量，增加膳食钾（新鲜水果、蔬菜）摄入等可以有效地降低血压。

① 食盐与高血压：

食盐与高血压有密切的相关性，我国北方居民高血压患病率高于南方，而食盐摄入量也是北方高于南方。食盐的主要成分是氯化钠，它给人们的味觉感受是"咸"。中国膳食中80%的钠来自烹调用盐、高盐调料（如酱油、黄豆酱）和盐腌的咸菜等。

② 饮酒与高血压：

饮酒量与心血管疾病危险性或总体死亡率之间的关系较为复杂。酒精对心血管有双向作用。许多研究证实，对少量饮酒者，发生心血管疾病的危险有一定下降的趋势，但对中度和大量饮酒者，心血管疾病的危险性明显增高。偶尔大量喝酒，仅仅引起一过性的血管痉挛，它是可恢复的。但是长期大量饮酒，能使血管壁持续收缩痉挛，血压就持续增高。过度饮酒会对抗大多数降压药物的效应。到目前为止，适量饮酒对心血管系统保护作用及机制尚待深入研究证实，WHO已把少量饮酒有利健康的观点改为："饮酒，越少越好"。

③ 膳食钙与高血压：

研究发现，长期饮食缺钙的人群，更容易导致血压升高。现代医学研究证明，中老年人多吃含钙丰富的食物可以预防动脉硬化，还可使过高的血压恢复正常。

④膳食钾、膳食镁与高血压：

膳食钾可对抗钠盐所引起的不利作用。临床观察表明，氯化钾可使血压呈规律性下降，而氯化钠则可使血压上升。因此，高血压患者的饮食原则是低钠高钾膳食。中国营养学会推荐，成年人膳食钾每天适宜摄入量是 2000mg。临床观察还表明，膳食镁能降低血管弹性和收缩力，对高血压患者具有扩张血管的作用，能使大多数患者的心排血量增加。

⑤能量与高血压：

多数高血压患者合并有超重或肥胖。而限制能量摄取，增加活动量，使体重减轻后，可使胰岛素水平和去甲肾上腺素水平下降，血压就会有一定程度降低。

⑥脂肪、胆固醇与高血压：

高脂肪、高胆固醇食物主要包括动物脂肪和动物内脏等。因为动物脂肪（如猪油）里主要含饱和脂肪酸，当人体摄入之后，能够导致血液中的血脂含量增高，使整个动脉壁增厚，同时血管腔狭窄，弹性降低，进而使血压升高。而植物油里所含的主要是不饱和脂肪酸，其中 ω-3 和 ω-6 多不饱和脂肪酸有调节血压的作用。但不论何种脂肪，摄入量过多时，都可引起肥胖，同时高脂肪、高胆固醇饮食容易导致动脉粥样硬化，从而导致高血压。

⑦蛋白质与高血压：

不同来源的蛋白质对血压的影响不同。研究表明，适量的优质蛋白质具有降低血压的作用。优质动物蛋白降低血压的机制，可能是通过促进钠的排泄，保护血管壁，或通过氨基酸参与血压的调节而发挥作用。大豆蛋白能降低血压是因为大豆富含精氨酸，精氨酸是一种潜在的血管抑制剂，也是血管抑制剂的前体。

从蛋白质的代谢来看，作为升压因子的可能性并不能完全排除，因为在蛋白质的分解过程中，可以产生一些具有升压作用的胺类，如酶胺、色胺、苯乙胺等，这些物质在肾功能正常时能进一步氧化成醛，由肾脏排出体外。如果肾功能不全或肾脏缺氧时，可导致胺的蓄积，完全有可能显示升压作用。另外，蛋白质摄入过多，能量过高，久而久之，也可造成肥胖、血管硬化，使血压升高，因此，人们应适当摄取优质蛋白质。

⑧膳食纤维与高血压：

摄入高膳食纤维食物可降低血压，相反则会增加血压。这是因为膳食纤维能促进胆固醇代谢，减少脂肪吸收，减轻体重，从而有利于血压的降低。

（4）标准制定过程中参考的文献

①《中国居民膳食营养素参考摄入量》（中国营养学会，2000年）；

②《中国居民膳食指南（2007）》（中国营养学会，2007年）；

③《中国高血压防治指南》[卫生部疾病预防控制局、高血压联盟（中国）、国家心血管病中心，2012年]；

④《中国成人超重和肥胖症预防控制指南》（卫生部疾病控制司，2003年）；

⑤《欧洲高血压管理指南》（欧洲高血压学会工作组，2009 年）；

⑥ DASH 膳食指南（美国卫生和公众服务部，美国国立卫生研究院，美国心、肺和血液研究所，2006 年）；

⑦《美国糖尿病治疗和护理指南》（美国糖尿病协会，2011 年）；

⑧《美国居民膳食指南》（美国农业部、美国卫生和公众服务部，2010 年）；

⑨《日本人的食事摄取基准》（日本厚生劳动省，2010 年）；

⑩《日本高血压治疗指南》（日本高血压学会，2009 年）；

⑪ GB 5461—2000《食用盐》（已废止）；

⑫ QB 2019—1994《低钠盐》（已废止）。

3. 形成标准草案及修改

起草组于 2011 年 7 月底完成了标准草案，8 月 2 日，发给起草人进行修改，9 月初收回修改意见和建议，进行了首次修改。9 月底第 2 次发给起草人征求意见，10 月完成第 2 次修改。2011 年 10 月 31 日，在北京召开了审查会议，对标准草案进行了第 3 次审定和修改。2011 年 11 月 4 日，将修改的标准草案发给 11 名同行专家进行评议，11 月 20 日收回意见和建议 61 条，采纳 46 条，未采纳 15 条。随后进行了第 4 次修改。

4. 通过会议审查

根据征求的意见，后续又进行了多次修改。修改后的标准文本较之前的文本更简洁，更有指导意义。标准详细列出了推荐的能量和营养素摄入量及各类食物的选择和推荐量。资料性附录中列出了"常见富含钠的食物""常见富含钾的食物""常见食物脂肪含量""常见高胆固醇食物"等查询表。2011 年 12 月中旬，召开了营养标准专业委员会全体委员会议，审查通过了标准，根据审查会意见，起草组又进行了修改，最终提交了报批稿。

5. 标准发布

WS/T 430—2013《高血压患者膳食指导》于 2013 年 4 月 18 日正式发布，并于 2013 年 10 月 1 日正式实施。

6. 标准修订

2017 年，中国疾病预防控制中心营养与健康所启动了营养标准体系修订工作，薛长勇主任作为 WS/T 430—2013 的主要起草人，继续申报了该标准的修订工作，于 2017 年 4 月获得批准。2017 年 7 月初完成了修订初稿并征求意见，8 月初召开了现场修订会。2018 年 12 月 14 日，在营养标准专业委员会审查会议上进行了审查，目前修订版的《高血压患者膳食指导》还未发布。

三、标准的宣贯与应用

1. 宣贯培训活动

WS/T 430—2013 自发布以来，起草组分别于 2016 年 6 月在西安、2017 年 6 月在牡丹江、2018 年 11 月在昆明以及 2019 年 5 月在西安共举行了 4 次宣贯培训班。来自全国各地的社区医生、健康教育人员等 300 余名代表参加了培训。通过培训学习，他们将标准知识带回单位，进行标准的宣传推广，加强慢性病营养管理。

2016 年，《中国营养学会医疗机构临床营养从业人员现况调查报告》显示，70% 的受访医院开设了独立的营养门诊，83% 的受访医院参与了临床会诊［包括营养支持小组（NST）、多学科联合会诊（MDT）等］，52% 的医院有临床营养查房，92% 的医院开展膳食治疗，各级医院为慢性病营养宣教包括 WS/T 430—2013 的推广做了大量工作。

2. 指导手册的编写

为了进一步方便广大医疗卫生人员使用，薛长勇主任组织标准起草人撰写了《高血压患者膳食指导手册》，该手册内容包括：原发性高血压的定义及诊断、高血压易感人群及危险因素、高血压的健康危害、高血压的危险度划分、高血压的干预及控制血压示范食谱等。

2018 年，起草组参与完成了"国家公共卫生标准实用指南丛书"《营养标准实用指南》中 WS/T 430—2013 的解读内容。

另外，起草组还印制了高血压膳食指导宣传页，对门诊及住院患者进行宣传和指导，每年受益人次达 1 万人次。另外，通过公众号宣传有关高血压膳食指导的科普知识，关注人次达 3 万多人次。

四、标准的实施评估

WS/T 430—2013 的实施可以从以下几个方面进行：

① 健康宣教：在医院、社区卫生服务中心、养老院等健康医疗机构，将标准作为健康宣教内容实施。

② 培训教育：对营养师、社区医生、健康管理师等进行高血压患者的膳食指导培训教育，提高认识，加强高血压患者的膳食指导。

③ 公共场所宣传教育：将标准内容制作成海报、宣传页等以多媒体形式对百姓进行宣教。

实施评估可以通过调查标准知晓率、患者满意度和开展标准前瞻性队列研究等进行。

五、与国际同类标准的比较

（1）2018 年欧洲心脏病学会（ESC）和欧洲高血压学会（ESH）联合发布的《高血压管理指南》

该指南强调了生活方式干预推迟降压药启用时间或增加降压效果。生活方式干预包括：

① 限制钠盐摄入（＜5g/d）、酒精摄入（男性酒精摄入量＜14U/周，女性酒精摄入量＜8U/周，1U=125mL 葡萄酒或 250mL 啤酒），避免酗酒。

② 健康饮食包括增加蔬菜、水果、鱼、坚果和不饱和脂肪酸的摄入量。

③ 少吃红肉及增加低脂乳制品的摄入。

④ 进行有规律的有氧运动锻炼。

⑤ 控制体重和戒烟等。

（2）2017 年加拿大高血压教育计划专家委员会发布的《高血压指南》

内容包括：

① 保持健康的体重［体重指数（BMI）为 $18.5kg/m^2 \sim 24.9kg/m^2$，男性腰围 <102cm，女性腰围 < 88cm］被推荐用于正常人预防高血压和高血压患者降低血压的策略，所有超重的高血压患者均被建议减肥。

② 饮酒建议：为了降低血压，健康成年男性每周饮酒量不宜超过 14 个标准杯，女性不宜超过 9 个标准杯（1 标准杯为 13.6g 或 17.2mL 酒精）。

③ 建议食用水果、蔬菜、低脂乳制品、全谷物等，以减少饱和脂肪酸和胆固醇的摄入，参考 DASH 饮食。

④ 建议钠盐的摄入量减少至 2000mg/d（5g 盐或 87mmol 钠）。

⑤ 增加饮食中钾的摄入量，有助于降低血压。

⑥ 进行压力管理。

（3）2017 年美国心脏病学会（ACC）和美国心脏协会（AHA）发布的《高血压指南》

关于改变生活方式的建议包括：

① 保持理想体重，超重和肥胖人群每减少 1kg 体重收缩压降低 1mm Hg（1mm Hg ≈ 133Pa）。

② 健康饮食，推荐采用 DASH 饮食模式。

③ 限制盐的摄入，盐摄入量 < 1500mg/d（3.75g 食盐），成年人最好控制在 1000mg/d（2.5g 食盐）。

④ 每日钾摄入量为 3500mg/d~5000mg/d，摄入富含钾的食物。

⑤ 规律运动，包括有氧运动及抗阻力性运动。

⑥ 限制饮酒。

（4）2014 年日本高血压学会发布的《高血压管理指南》

改变生活方式对于防治高血压非常重要，不管是药物治疗前还是开始服用后。建议包括：

① 建议每人每日钠盐的摄入量 < 6g。

② 增加蔬菜、水果的摄入量，减少胆固醇和饱和脂肪酸的摄入量，增加鱼（鱼油）的摄入量。

③ 减轻体重。

④ 推荐周期性的有氧运动 ≥ 30min/d。

⑤ 严格限制饮酒。

⑥ 戒烟，避免被动吸烟。

⑦ 避免暴露在低温环境中。

WS/T 430—2013 参考以上国际同类标准，制定了适用于我国成人原发性高血压患者的膳食指导。

六、标准产生的主要社会效益

WS/T 430—2013 为广大医疗卫生人员提供了指导依据，对于规范高血压患者的膳食教育、维护高血压患者的健康起到了积极的作用。

2016—2025 年，我国将用 10 年的时间重点倡导"三减三健"专项行动，旨在动员全社会共同关注"三减三健"专项活动，倡导"每个人是自己健康第一责任人"的理念，广泛宣传健康的生活方式相关知识，提高公众健康素养，以实际行动推进健康中国建设。"三减三健"就是通过"减盐、减油、减糖"来实现"健康口腔、健康体重、健康骨骼"，每一项都跟慢性病防控息息相关。

（刘英华、张新胜、薛长勇）

编委想说

由于生活水平的提高，与之相关的肥胖发病率逐年增加，肥胖是罹患高血压的重要危险因素之一，所以WS/T 430—2013《高血压患者膳食指导》特别强调了体重的控制，另外，我国居民的食盐摄入量较高，控制食盐摄入量也有助于控制高血压，标准明确了低盐膳食和高钾膳食的要求，这是控制高血压的关键膳食因素。

——薛长勇

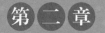

WS/T 441—2013《人群贫血筛查方法》

国家卫生健康标准委员会营养标准专业委员会推荐意见

贫血是严重危害我国居民身体健康的重大慢性疾病，是我国最为重要的公共卫生问题之一。近年来，通过积极的防治和营养干预，我国居民的贫血得到了有效的控制。为了进一步巩固贫血的防治成果，进而在全国实现不断降低人群贫血患病率的目标，营养标准专业委员会组织制定了《人群贫血筛查方法》。起草组依据我国人群贫血的流行特征，以及干预防治工作的经验，并参照了 WHO、联合国儿童基金会（UNICEF）等国际组织推荐的指标、判定值，结合国际血液学标准化委员会推荐的相关检验方法，对贫血筛查指标、判定值、校正值、采血方法、检验方法等进行了科学规定。

一、标准的立项过程

1. 贫血是全球性公共营养问题

贫血是常见病、多发病，无论是我国的中医典籍，还是其他一些古老国度都不乏对贫血病症和治疗方法的记载，但直到20世纪30年代，Helen Mackay 通过婴儿喂养干预得到非常明确的结论，即婴儿晚期贫血是由于饮食中缺铁引起的，可以通过铁疗法消除，同时他还发现铁缺乏导致血红蛋白减少。1933年，Wintrobe 和 Beebe 综合多项贫血研究提出，单纯性低色素贫血的发生是因为身体无法产生足够的血红蛋白以满足身体需要，这标志着人们对贫血的认知深入到科学本质。Wintrobe 依据红细胞形态提出的贫血分类法沿用至今。

贫血实质上反映了机体缺乏多种营养素。已知多种维生素和微量元素参与基因表达的调控、参与蛋白质合成，而且微量营养素之间存在着代谢的相互关联和影响。微量营养素缺乏会影响红细胞、血红蛋白的形成，如叶酸是嘌呤和嘧啶合成的碳供体，嘌呤和嘧啶则是脱氧核糖核酸（DNA）和核糖核酸（RNA）的基础结构物质，同时叶酸是 DNA 和 RNA 甲基化的一碳供体，甲基化则是表观遗传核心的调控方式。又如，维生素 B_{12} 是甲基转移酶、核苷酸还原酶等重要代谢调节酶的辅酶，影响红细胞的形成和分化。铁缺乏会导致血色素不能正常合成，影响血红蛋白合成和红细胞分化，而铁代谢又与维生素 A 和维生素 C 密切相关。因而微量营养素缺乏可造成红细胞数量减少及形态学变化，导致血红蛋白数量减少，这些代谢变化最终会引起人体组织氧供应不足或缺氧，表现为贫血的临床症状，如皮肤苍白、虚弱、疲惫、萎靡、心悸等。利用血色素颜色的深浅可以较为简便地检测一个人的血色素是否低于健康人血色素范围，这使得贫血的检验比其他营养缺乏病更早地实现了医学诊断。

2. 标准立项

贫血是广泛存在的公共卫生问题，对人类健康和社会、经济发展有重要影响，严重贫血会增加妇女、儿童的死亡率。2008 年 WHO 的资料显示，全球缺铁性贫血发病率为 37%。我国 2002 年全国第四次营养与健康调查数据则显示，我国贫血发病率为 20.1%，贫血人数超过 2.6 亿人。因此，广泛开展贫血公共卫生干预将是我国的一项长期卫生工作。然而，在贫血筛查时存在两个比较大的问题，一是用于贫血检验的方法多，包括血液中红细胞形态学检验方法和全血血红蛋白测定方法。二是判断是否贫血的临界值不统一，主要存在公共卫生和临床判断临界值两大类。虽然在不同研究文献中都列出贫血发病率数据，但即便是同一地域同一人群在同一时期内的报告结果也会存在较大差距，原因就是采用的方法和参考判断临界值不一致。这给贫血的学术交流和状况表述带来较大不便，也成为建立贫血筛查方法标准的充足理由。

当时学术界和社会对营养标准比较关注，立项申请存在竞争。最终由于贫血在营养学界有较高的关注度，《人群贫血筛查方法》获得了立项，这与当时营养标准专业委员会主任委员杨晓光研究员、秘书长张兵研究员和其他各单位专家的支持是分不开的。立项过程中遇到的第一个比较棘手的问题是确立申请书中标准的制定原则，来自公共卫生领域的专家与临床专家意见不太一致，焦点是以我国临床常规操作为基础定标还是以 WHO《贫血指南》为基础定标，这会导致标准的名称和内容差距比较大，如以临床常规操作为基础，则需要制定贫血诊断标准，而以 WHO《贫血指南》为基础，则需要制定人群的贫血筛查标准。最后根据社会和国家营养监测的急需，确定制定贫血筛查方法标准。

二、标准的编制过程

1. 前期工作

我国于 1997 年发布 GB/T 17099—1997《儿童少年血红蛋白筛检》(已废止)，标准中规定了儿童少年血红蛋白筛查的临界值，以及血红蛋白检验方法——氰化高铁法。国内公共卫生部门筛查贫血时大多采用 WHO 标准，如 2002 年中国疾病预防控制中心进行的中国居民营养与健康状况调查的贫血情况、对中国 5 岁以下儿童贫血状况的 15 年变化分析、中国学生体质健康调研组对中国学生贫血状况的动态观察、西安交通大学在拉萨地区进行的孕期妇女血红蛋白水平研究等均采用了 WHO 推荐的贫血筛查的血红蛋白临界值。而临床上大多采用临床诊断标准，即在海平面地区血红蛋白低于以下水平可诊断为贫血：成年男性 120g/L，成年女性（非妊娠）110g/L，孕妇 100g/L。随着全自动血细胞分析仪的广泛应用，多种红细胞参数包括红细胞平均容积（MCV）、红细胞平均血红蛋白含量（MCH）、红细胞平均血红蛋白浓度（MCHC）、红细胞容积分布宽度（RDW）、网织红细胞血红蛋白含量（Ret-He）等也已广泛应用于贫血的鉴别诊断，结合血清铁蛋白（SF）和可溶性转铁蛋白受体（sTfR）等，对不同贫血的鉴别诊断有参考价值。

中国居民营养与健康状况调查中血红蛋白的测定使用氰化高铁法，其他公共卫生部门也普遍采用氰化高铁法，随着 UNICEF 的项目在中国的开展，中国也逐渐引入了血红蛋白分析仪，由于其便携、操作简单、快速、可持续，应用也越来越广泛。临床上常采用全自动血细胞分析仪进行快速、多指标测定。

2. 编制过程

（1）查阅汇总并分析资料

起草组接到任务书后，组织开展的第一项工作就是查阅汇总并分析资料，这是完成标准制定的基础。包括以下资料：

① 国际贫血筛查方法的共识：

WHO 于 1959 年组织专家编写了《贫血干预技术报告》，其中首次推荐了贫血诊断的指标临界值。1968 年 WHO 又组织专家编写了《营养性贫血报告》，否定了 1958 年提出的血红蛋白的临界值，重新定义了判定贫血的血红蛋白的临界值。1975 年 WHO 发布的《营养性贫血的控制》中提到 1968 年标准过于简单，建议各国基于本国的数据确定临界值。1989 年 WHO 发布的《通过初级健康保障预防控制缺铁性贫血》指出，通过皮肤厚度和颜色判断严重贫血，可靠性差。最好的方法是实验室检测血中血红蛋白浓度和血细胞比容。WHO 和 UNICEF 等于 2001 年发布了《项目指南：缺铁性贫血的检测、预防和控制》，该指南推荐了各国普遍采用的贫血诊断指标临界值。

② 贫血的定义、分类、成因及影响因素：

作为临床术语，贫血是指循环血液中红细胞总量不能满足生理需要。作为公共健康术语，贫血是指血红蛋白浓度低于给定的标准参考值。

贫血的机制可以分为以下 3 类：

a）红细胞生成减少。这可能由于缺乏铁、叶酸、维生素 B_{12}。另外，骨髓疾病也会引起红细胞生成减少。

b）红细胞的破坏增加。比如溶血性贫血，原因可能是遗传或患病。

c）失血。原因是肠胃出血、手术或受伤。

按细胞形态学，贫血可分为以下 4 类：

a）大细胞性贫血。如巨幼红细胞贫血。

b）正常细胞性贫血。如再生障碍性贫血或急性失血性贫血等。

c）小细胞低色素性贫血。如缺铁性贫血、地中海贫血、铁粒幼细胞性贫血等。

d）单纯小细胞性贫血。主要见于慢性感染，慢性肝、肾脏疾病。

贫血的诊断方法主要包括：

a）一般性诊断。包括依据病症、问诊、体格检查、膳食调查等。

b）组织学检查。包括骨髓组织学检查、外周血细胞组织学检查等。

c）生化检测。包括红细胞计数、血细胞比容、平均红细胞体积、网织红细胞血红蛋白含量、血红蛋白含量等。其中血红蛋白含量是最为常用的诊断指标。

血红蛋白的影响因素包括：年龄、性别、吸烟、海拔、孕期、种族等。不同因素对血红蛋白的影响也各不相同。吸烟会导致血红蛋白浓度升高，原因是吸入的一氧化碳使碳氧血红蛋白浓度升高，碳氧血红蛋白无携氧能力，血红蛋白的浓度就代偿性升高；当海拔升高到 1000m 以上时，血红蛋白浓度就会对较低部分的氧气压力和血中的氧饱和度有调节性的响应；孕期由于血容量的增加导致血红蛋白浓度下降。

③ 检验方法：

1966 年国际血液学标准化委员会（ICSH）推荐氰化高铁血

红蛋白测定法作为血红蛋白测定标准法。1978 年国际临床化学联合会和世界病理学会联合会发表的国际性文件中重申了氰化高铁法，由于其具有稳定、操作简单、经济等优点，成为血红蛋白检测的"金标准"。此后，血红蛋白的快速检验方法得到了发展，由于操作简单，血红蛋白分析仪法和血细胞分析仪法已成为营养监测和临床医院主要使用的贫血检验方法。

（2）确定标准的内容和技术指标

立项后，制定标准工作中遇到较大的困难就是，WHO《贫血指南》中给出的血红蛋白临界值为确定贫血的合理诊断标准，但标准制定过程中未纳入我国人群的数据，那么 WHO 临界值是否适用于中国人群，需要使用我国人群数据确定是否需要修改。当时中国疾病预防控制中心营养与健康所何宇娜研究员提供了我国 2002 年全国营养监测的人群的血红蛋白含量、血红蛋白的海拔校正值和吸烟校正值，通过起草组计算，认为采用 WHO 临界值与我国已报告的人群贫血数据基本吻合，当然相当一部分报告数据本身就采用 WHO 临界值。有了这些数据支撑，起草组形成了对不同人群等同采用 WHO《贫血指南》关于血红蛋白的判断临界值、海拔校正值和吸烟校正值的共识，但对海拔校正值还存有一些争议，当时已经发现如果按 WHO 的海拔校正值计算，我国高海拔地区贫血发病率有异常高的现象。

对于检验方法的问题，经过反复讨论，认为在实际应用中不宜采用过多的检验指标，应当使用共识性较高的血红蛋白浓度和红细胞比容作为贫血检验指标。血红蛋白浓度给出量化的血红蛋白值，红细胞比容给出量化红细胞占全血体积比的值，两者虽然表征内容不同，但已有研究建立了两者的关系方程，检测到其中一个值就可以计算另一个值。专家们几番讨论，把红细胞形态学数据指标归结为进一步的医学诊断指标，而且认为血色素精准度低于血红蛋白，是比较老旧的方法，可以不考虑，从而使血红蛋白浓度和红细胞比容纳入检验指标中。

最后一个比较大的技术问题是血红蛋白的检验方法。当时在临床、科研和公共卫生领域比较常用的方法有 3 种，分别为氰化高铁法、改良叠氮化高铁血红蛋白法（Hemoque 法）和血细胞分析仪法。应用最多的还是氰化高铁法，因此一些专家提出，只采用该方法。但也有专家提出，该方法虽然简便，但耗时耗力，且测量偶然误差和系统性误差均较大，受到操作人技术水平、试剂质量、分光光度计仪器状况等的影响，认为应当增加更有发展前景的后两种方法。经过调查和讨论，特地咨询了 UNICEF 的专家，认为 Hemoque 法已在多个国家的人群营养监测及干预工作中使用，而血细胞分析仪法已在医院临床检验中普遍使用，且难以替代。因此，标准中将 3 种方法全部纳入，但也留下一个小的遗憾，就是起草组计划对 3 种方法进行一下比较，试验设计都做了，但由于进行抽血试验，需要一定的额外经费，最终没能进行。

（3）标准定稿

起草组完成标准草案后，经过多次专家讨论会形成征求意见稿，随后向国内多位专家征询意见和建议，共收回卫生行政部门、科研院所、大专院校、临床医院、标准管理机构、检验机构等单位的 20 余名专家的意见，并进行逐条核定修改，给出接受或不接受的说明和依据，并征得各位审核专家的认同。另外在技术评审会上，起草组提交了翔实的技术资料，并做了技术陈述，回答了提出的问题。技术评审专家的审核十分严谨，当时有专家提出了关于该标准是否适用于不同种族人群的问题。这方面资料很少，但起草组曾收集到一份涉及不同种族人群的血红蛋白差异分析报告，结论是不同种族人群未见到明显的血红蛋白差异。起草组展示了这份报告，也说明了这个报告中没有我国人群的数据。技术评审会也提出了一些细节的修改意见。最后是公示阶段，未收到反馈意见和建议。

三、标准的宣贯与应用

WS/T 441—2013《人群贫血筛查方法》发布后，起草组按照营养标准专业委员会的部署编写了配套的宣传科普材料。中国疾病预防控制中心营养与健康所的张兵研究员、王惠君研究员在吉林、陕西、江苏等多地组织了针对疾病预防控制系统专业人员的标准宣贯和培训会议，介绍了标准的制定情况和标准内容、制定过程中的思考和困惑，以及标准的特点和存在的问题。起草组专家还利用一些学术会议和项目培训，介绍传播标准，如在2012—2014年召开的食物强化年度工作会议、铁酱油贫血干预项目总结会以及中国营养学会微量元素营养分会的学术年会中，起草组专家介绍了该标准的研究及使用要求。

四、标准的实施评估

WS/T 441—2013的发布统一了贫血相关的科研、检验、监测中所使用的指标、判定临界值、检验及校正方法，依据该标准报告的指标数据可以直接与国内外相关数据进行比对，同时该标准包含了贫血检验的主要方法，应用后没有收到不良反馈意见。

该标准已经发布9年多了，我们欣慰地看到，我国发表的诸多贫血研究论文中都引用了WS/T 441—2013，该标准达到了当初制定所期望的目标。

当然，在贫血防控工作中，我们发现，我国高海拔地区居民贫血发病率居高不下，可能与海拔校正值有一定关联，即海拔校正值对贫血发病率的判断产生了决定性影响。而当年制定标准时，所采用的海拔校正值来自WHO《贫血指南》，而当时没有我国高海拔人群数据，这表明该标准需要不断修订和完善。

五、与国际同类标准的比较

WS/T 441—2013 筛查方法与 WHO、UNICEF 等国际机构制定的贫血筛查临界值、血液生化指标、海拔校正值、吸烟校正值以及检验方法等内容一致，可以说我国的贫血标准实现了与国际同类标准的接轨。

六、标准产生的主要社会效益

贫血是我国重要的公共营养问题之一，通过 WS/T 441—2013 的制定和实施，结束了以往在指标、临界值、校正和检验方法方面的混乱，为贫血科学研究、监测、干预和评估评价提供了坚实的标准基础。目前，我国营养与健康监测、母子保健体系研究、贫困地区儿童营养改善，以及公共营养服务等普遍使用了该标准，产生了巨大的社会效益。

（霍军生）

编委想说

贫血，尤其是由于铁缺乏导致的缺铁性贫血普遍发生，已成为全球性的公共卫生问题。得益于贫血筛查技术的便捷性，我国历次全国营养调查都进行了贫血检测，这些宝贵的数据反映了我国居民微量营养素营养状况的变迁。令人欣慰的是，我国总体的贫血发病率呈现下降趋势，这与我国持续的经济发展和贫血干预息息相关。就在 WS/T 441—2013《人群贫血筛查方法》发布后的几年里，分子营养学理论和多组学技术的应用，对贫血的认知已进入到以中心法则为主干的全代谢路径。其干预方向从全人群逐步转向贫血地区人群和特殊人群，如孕妇、儿童和老年人。随着我国南方一些省份地中海贫血高发，了解人群细分的贫血类型，进行针对性防控已经成为迫切需要解决的科学问题。贫血，一头影响着个体的健康和发展，另一头则关乎国家经济和社会的发展。无论从哪个角度，防治贫血的脚步都不能停歇。

——霍军生

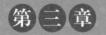第三章 WS/T 552—2017《老年人营养不良风险评估》

国家卫生健康标准委员会营养标准专业委员会推荐意见

近年来，我国逐步进入老龄化社会，预计到2025年，我国60岁以上老年人将占总人口的18.4%。随着经济的发展，老年人营养状况和健康水平有了较大的提高，但膳食结构不合理现象依然严重。因此，开展老年人营养监测与膳食引导，科学指导老年人补充营养、合理饮食，提高老年人生活质量和健康水平，及时有效地对老年人进行营养不良风险筛查，指导老年人合理营养是提高老年人抵抗力、减少疾病、延年益寿的重要措施。WS/T 552—2017《老年人营养不良风险评估》的发布可以帮助老年人尽早发现营养不良的风险，及时改善营养状况，通过改善不良的生活习惯和饮食习惯，降低其营养不良发病率，改善身体健康状况，提高整体健康水平，进而降低各种疾病的发病率和死亡率，提高老年人的生活质量。

一、标准的立项过程

随着经济发展，老年人营养状况和健康水平有较大提高。但是膳食结构不合理现象较严重，加之增龄引起的器官功能逐渐衰退、疾病困扰以及生理心理适应能力的改变等原因，我国老年人的营养健康状况不容乐观。营养不足和营养过剩现象并存，两者都属于营养不良，老年人群营养不良率为 12.4%，明显高于其他人群。同时退行性疾病与营养状况也有着密切的联系。在《中国食物与营养发展纲要（2014—2020 年）》中指出，重点发展营养强化食品和低盐、低脂食物；开展老年人营养监测与膳食引导，科学指导老年人补充营养、合理饮食，提高老年人生活质量和健康水平。因此，及时有效地对老年人进行营养不良风险筛查，指导老年人合理营养，对于提高抵抗力，减少疾病，延年益寿具有重要的作用，也是今后我国营养发展的需要。因此，能够可靠有效地评估老年人营养不良风险，为提高老年人生活质量和健康水平提供技术支持是十分迫切必要的。

虽然老年人的营养不良风险评估是非常必要的，但一直以来未被重视。全国尚无一套标准的基于中国证据的老年人营养不良风险评估系统，缺乏统一的管理办法。

2014 年，中国疾病预防控制中心营养与健康所作为牵头单位，向国家卫生和计划生育委员会法制司申请《老年人营养不良风险评估》制定项目，北京协和医院、河北医科大学第一医院、复旦大学附属华东医院和中山大学公共卫生学院作为参与协作单位，共同参与标准的制定。项目通过初审、复审、答辩等环节后，2015 年 5 月，国家卫生和计划生育委员会办公厅下达制定《老年人营养不良风险评估》任务，随后国家卫生和计划生育委员会法制司与营养标准专业委员会签署卫生标准制修订项目委托协议书。

二、标准的编制过程

1. 形成标准草案

在编制标准之前，首先进行资料收集工作，参考临床上使用的营养风险筛查 2002（NRS2002）、主观全面评定法（SGA）、营养不良通用筛查工具（MUST）、微型营养评定法（MNA-SF），同时利用 2002 年中国居民营养与健康状况调查数据，2010—2013 年中国居民营养与健康状况监测数据以及老年人专项调查数据，遵循科学性、系统性、循证性、可操作性的原则，借鉴国外的研究成果，注重与现行国际标准协调，并结合中国老年人的具体情况，研制出适用于老年人的营养不良风险评估标准。起草组于 2015 年 12 月完成标准草案。

2. 广泛征求意见

起草组随后将标准草案发至起草组专家进行第一轮的征求意见。2016 年 1 月，根据起草组专家的意见进行修改后，完成标准第二稿。又于 2016 年 1 月在北京召开标准专家研讨会，对第二稿提出意见，最后项目负责单位整理完成第三稿。经起草组专家预审后，形成征求意见稿和编制说明。2016 年 1 月，向社会各界广泛征求意见。

多位专家主要针对术语和定义的准确性、体格测量的标准、体格测量的临界值以及评分临界值 4 部分进行讨论，最后达成如下共识：

① 衡量人体胖瘦及营养状况，简洁直观公认的指标是 BMI。BMI 是世界公认的一种评定肥胖程度的分级方法，WHO 也以 BMI 为依据来对肥胖或超重进行定义。《老年人营养不良风险评估》在用 BMI 进行评分时，其评分标准主要是依据微型营养评定（MNA）量表以及《中国成人超重和肥胖症预防控制指南》。通过 BMI 的判定，既能筛选出营养不足的老年人，也能筛选出营养过剩的老年人，相比 MNA 量表更加全面。为了保证评估结果更加准确，评估更加全面，在 BMI 判定的基础上，增加了小腿围和腰围的测量判定，这样可以避免当评估对象为中心型

肥胖或向心性肥胖时出现漏筛或错筛。因为多数慢性疾病危险因素均与 BMI 或腰围呈显著关联，因此将两者结合判定能及早发现疾病并控制危险因素，同时降低慢性疾病防治的成本。小腿围和腰围的测量依照 GB/T 5703—2010《用于技术设计的人体测量基础项目》的要求进行。小腿围和腰围的切点值分别依据 MNA 量表和美国糖尿病联盟（IDF）提出的临界值标准进行定义。

②在活动能力评价中，依赖工具多指拐杖、轮椅或是借助他人搀扶，不能独立活动的情况。活动能力对于老年人的营养状况有着重要的影响，通过 2002 年中国居民营养与健康状况调查数据分析可以看出，活动能力越好的老年人其营养状况也越好，两者呈正相关。牙齿状况中，牙齿中有缺失的，但又未安装义齿的记为全口缺 / 半口缺。牙齿状况对于老年人的营养状况有着直接影响，健康齐全的牙齿对于食物的咀嚼更充分，可以减轻胃肠道负担，有利于营养素的吸收和利用。健康的牙齿可以降低老年人发生营养不良的概率。慢性疾病，多指与营养状况紧密相关的慢性疾病，也是老年人的常见病，如消化性溃疡、萎缩性胃炎、慢性腹泻、习惯性便秘、慢性肝炎、慢性阻塞性肺炎、慢性哮喘、甲状腺功能亢进、糖尿病等。患慢性疾病越多，对老年人营养状况越不利，发生营养不良的风险就越大，慢性疾病可导致身体代谢异常，对于营养素的吸收和利用

也是不利的。在计算睡眠时间时，要将午睡时间一并计算在内。户外活动时间是指独立活动时间，不借助辅助工具的活动时间，如坐轮椅等都不计入其中。对于膳食摄入的评估，选用了奶类、豆制品、鱼肉禽蛋类、烹调油和蔬菜水果的摄入情况，参考了 MNA 量表和《中国老年人膳食指南》，其中包含了与营养状况密切相关的蛋白质、脂类、维生素、矿物质和膳食纤维的摄入情况。

3. 形成送审稿

起草组最终接受广大专家的意见，通过不断完善，形成了送审稿。

标准中给出了3个术语的定义，分别是营养不良、营养不良风险、体质指数（体重指数，BMI）。其中 BMI 涉及营养不良风险评估的结果判定，其定义主要是参考了中国营养学会编著的《营养科学词典》。营养不良风险有别于营养风险，营养风险是指与营养因素有关的出现不良临床结局的风险，而营养不良风险是指现有或潜在因素导致出现营养不良结果的概率及其强度。

评估标准中包括了基本情况、初筛和评估3部分，初筛提示无营养不良风险则无需继续评估，这样可以最大限度地提高筛查效率。初筛问题包括6个方面，分别是 BMI、近3个月体重变化、活动能力、牙齿状况、神经精神疾病和近3个月有无饮食量变化。

这 6 个问题都是最直接影响被调查对象营养健康状况的因素。评估问题包括 14 个问题，即患慢性病数是否大于 3 种，服药时间在一个月以上的药物种类是否大于 3 种，是否独居，每天睡眠时间是否大于 5h，每天户外独立活动时间是否大于 1h，文化程度，自我感觉经济状况，进食能力，一天餐次，每天摄入奶类、豆制品、鱼肉禽蛋类食物的种类数，每天烹调油摄入量，每天是否吃蔬菜水果 500g 及以上，小腿围和腰围。这些因素都会直接或间接地影响被调查对象的营养状况，同时小腿围和腰围是对 BMI 测评的一种补充。

初筛总分 14 分，评估总分 16 分。若初筛总分 ≥ 12 分，提示无营养不良风险，无需评估；若初筛总分 < 12 分，提示有营养不良风险，需要继续评估；若营养不良风险评估总分（初筛 + 评估）≥ 24 分，表示营养状况良好；若营养不良风险评估总分（初筛 + 评估）< 24 分，当 BMI ≥ 24（或男性腰围 ≥ 90cm，女性腰围 ≥ 80cm）时，提示可能是肥胖 / 超重型营养不良或有营养不良风险；若营养不良风险评估总分（初筛 + 评估）为 17 分（不包括 17 分）~24 分（不包括 24 分），表示有营养不良风险；若营养不良风险评估总分（初筛 + 评估）≤ 17 分，表示有营养不良。当年龄超过 70 岁时总分加 1 分。在用小腿围和腰围进行评估时，要注意鉴别腹水及四肢水肿的情况，以免错筛。在最终的结果判定中，评价总分要结合体格测量指标进行判定。

4. 报批和发布

2017 年 8 月 1 日，国家卫生和计划生育委员会发布了 WS/T 552—2017《老年人营养不良风险评估》，该标准于 2018 年 2 月 1 日起实施。

三、标准的宣贯与应用

标准发布后，营养标准专业委员会于 2018 年 4 月 24 日—25 日在湖南长沙举办了 2018 年度第一期营养标准宣贯培训班（见图 3-1）。2017 年 8 月和 2018 年 9 月分别在中国营养学会老年营养分会举办的学术年会中积极宣贯该标准。2018 年 6 月和 2019 年 8 月，中国疾病预防控制中心营养与健康所分别在宁夏吴忠和山东威海举办老年人营养支持知识更新培训班，也对该标准进行积极宣贯。

宣贯培训班的人员主要有社区医院的医生、三甲医院的医生、省市县各级疾病预防控制的专家，还有与老年人营养健康产业相关的公司人员。宣贯培训内容主要包括标准立项的背景、标准参考的依据、标准中的评估方法与其他测评方法的区别、标准内容的具体解读和评估方法中的注意事项，同时还对基层卫生服务机构在标准使用中遇到的问题进行讨论解决，起到了推广普及的作用，同时让大家更准确地使用标准，以达到认识一致，从而更有针对性地采取协调一致的措施、行动，最终达到改善老年人营养状况、降低发生营养不良风险的目的。

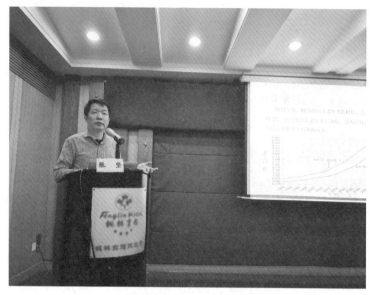

图 3-1 营养标准宣贯培训班

四、标准的实施评估

WS/T 552—2017 发布后，分别选取广州越秀区作为城市调查点，江苏太仓作为乡镇调查点，内蒙古五原作为农村调查点实施评估。在每个调查点随机抽取 2 个 ~4 个社区，招募了 300 名 65 岁以上的老年人参与调查，使用该标准量表进行老年人营养不良风险评估与分析。正式调查开始前，由项目专家组对参与现场调查的社区医生进行统一培训，培训合格后方可参与调查。现场调查按照统一调查手册进行，使用营养不良风险评估问卷和体格测量工具分别进行问卷调查和体格检测。

此次调查结果显示，与城镇老年人相比，农村老年人营养不良问题较为突出，营养不良和有营养不良风险的比例均处于较高水平。进一步分析发现，初筛项目中，BMI、近3个月体重变化、牙齿状况及神经精神疾病4项的得分在3个调查点的老年男性和女性之间存在显著差异，农村老年男性和女性在相关项目的得分均较低，导致营养不良风险增加。在评估项目中，城镇、农村老年人在生活方式及膳食习惯等项目中得分存在较大差异，与城镇老年人相比，农村老年男性和女性睡眠时长不足，餐次分配不合理，导致营养不良风险评估得分较低。此外，值得注意的是，与城镇老年女性相比，农村老年女性的奶类、鱼肉禽蛋类食物摄入偏少，烹调用油摄入过多，导致日常膳食相关评估项目得分较低。

此次调查结果提醒我们，保持适宜体重，改善老年人口腔和心理健康状态，改善农村老年人膳食结构和生活方式有助于降低农村老年人营养不良风险，缩小城镇、农村老年人营养状态差距。如何改善农村老年人营养不良，降低营养不良风险，成为改善我国老年人营养健康状态的关键。应用 WS/T 552—2017 进行调查，更具体更细化地发现导致城镇、农村老年人营养状况差别的原因，使我们在今后的干预措施上能够有的放矢，能够为相关政策的制定提供更细化的依据，使改善措施效率更高。

五、与国际同类标准的比较

目前营养不良风险筛查主要使用单一指标和复合指标两类。近年来，主要集中探讨复合指标的筛查工具，常用的有营养风险筛查 2002（NRS2002）、主观全面评定法（SGA）、微型营养评定简表（MNA-SF）。

NRS2002 是由欧洲肠内肠外营养学会于 2002 年发表的一种新型营养评定工具，是在询证医学的基础上发展起来的。该筛查由营养状态受损评分、疾病严重程度评分和年龄评分相加，总分 ≥ 3 分者具有营养风险，总分 < 3 分者，不具有营养风险。虽然它能够前瞻性地动态判断营养状况的变化，但是不能准确判断患者营养不良的类型。

SGA 是由德国的 Detsky 于 1987 年首次提出，用于对住院患者的术后营养状况评估，主要从体重变化、饮食变化、消化道症状、活动能力改变、三头肌皮褶厚度、肌肉消耗程度、踝部水肿和腹水 8 个方面评估。其中饮食变化及肌肉消耗程度并无客观评价指标和标准，很大程度上依赖评估者的主观判断，因此降低了该方法的准确性和特异性。

MNA-SF 是在 MNA 量表的基础上进行简化得来的，内容包括近 3 个月体重下降情况、BMI、近 3 个月有无急性疾病、活动能力、精神疾病、近 3 个月有无食欲减退或消化不良或咀嚼吞咽困难 6 个方面。此简表比较简洁，但是适用于临床。

不同的筛查方法都有各自的优缺点，且主要适用于临床，尚缺乏公认的营养不良风险筛查工具。因此研制评估居家老年人营养不良风险的快速筛查技术，并建立相应的社区老年人营养不良风险评估技术标准是十分必要且可行的。

六、标准产生的主要社会效益

既往调查研究显示，我国城镇、农村老年人营养健康状态差异较大。与城镇老年人相比，农村老年人营养健康状况面临更为严峻的挑战，但具体的差异及其影响因素仍有待进一步探究。采用主要适用于我国 65 岁及以上老年人营养不良风险评估的 WS/T 552—2017 标准量表，评估我国老年人营养不良发生风险，分析城镇、农村老年人营养健康状况的差异及产生原因，为改善农村老年人营养健康状态，缩小老年人健康水平差距提供科学依据和实践指导。同时，可以尽早发现老年人发生营养不良的风险，及时采取措施以改善营养状况。

（张坚、贾珊珊、李程）

编委想说

营养不良对老年人健康造成极大危害，然而却没有得到应有的重视。WS/T 552—2017《老年人营养不良风险评估》为及时发现、积极应对老年人营养不良提供了有力保障。但是，该标准的应用还停留在项目研究层面，没有在基层老年健康服务体系中得到广泛的应用。恳切希望政府相关部门高度重视老年人的营养不良问题，推动该标准的应用，尽早发现、及时采取措施消除导致老年人营养不良的危险因素，降低发生营养不良的风险，维护好老年人的身心健康，为实现健康中国作出贡献。

——张坚

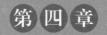 **第四章** WS/T 554—2017《学生餐营养指南》

国家卫生健康标准委员会营养标准专业委员会推荐意见

WS/T 554—2017《学生餐营养指南》对6岁~17岁中小学生一日三餐的能量和营养素供给量、食物的种类和数量以及配餐原则等进行了详细的规定，对科学指导为中小学生供餐的学校食堂及相关供餐单位，使其制作的学生餐符合学生日常营养需求起到了积极的指导作用。

一、标准的立项过程

改革开放以来，随着我国经济水平的快速发展，我国学生营养状况得到了显著改善，但依然存在区域、家庭、个体水平的营养不足、微量营养素缺乏以及超重肥胖等多种形式营养不良并存的现象，严重威胁学生的身体素质和健康水平。学校供餐是改善学生营养健康状况的重要措施。国外大量的科学研究表明，学校供餐不但可以明显改善学生的营养状况，还能提高学生出勤率，带动当地农业发展。因此，如何引导学校食堂及供餐单位提供科学合理、营养均衡的学生餐，以保证学生膳食均衡、促进他们健康成长显得尤为重要。美国、英国、法国、日本等发达国家，以及印度、菲律宾、泰国、墨西哥、智利等发展中国家都发布了学生餐相关的法律、法规和标准，用于规范学生餐的管理，明确学生餐的食物供应和营养素含量，引导学校合理供餐。虽然各国国情不同，学生餐标准具体内容也存在一定差异，但宗旨都是以当地学生营养状况为基础，改善学生健康状况。

2001年，国务院颁布了《国务院关于基础教育改革与发展的决定》，出台了"撤点并校"的政策，使寄宿制学校的数量逐年增加。而我国原有的 WS/T 100—1998《学生营养午餐营养供给量》已经废止，《中国居民膳食营养素参考摄入量（2013版）》等相关文件已经发布。为规范学生餐的食物供餐，迫切需要制定学生餐的营养标准来指导供餐。

2015年，受国家卫生和计划生育委员会法制司的委托，中国疾病预防控制中心营养与健康所作为第一起草单位，联合北京大学、北京市疾病预防控制中心、重庆医科大学、辽宁省疾病预防控制中心、成都市疾病预防控制中心、新疆维吾尔自治区疾病预防控制中心、农业部食物与营养发展研究所等7家单位共同编制《学生餐营养指南》。

二、标准的编制过程

1. 标准编制

2015 年 5 月组建标准起草组。起草人查阅文献资料，先后组织 4 次起草组成员会议，经过反复研讨修改，形成标准草案。考虑到现实指导性，经 2016 年 1 月 7 日第 3 次专家研讨会上讨论决定，将标准名称由立项时的"寄宿制学生营养餐标准"改为"中小学寄宿制学生餐营养标准"。2016 年 1 月，在山东青岛、北京、四川成都、新疆乌鲁木齐和辽宁沈阳进行标准应用试点工作，征求意见后修改形成征求意见稿。从 2016 年 2 月开始，向全国有关单位征求意见。随后又分别在北京、南京、成都、兰州 4 个城市进行学校试点，修改征求意见稿，形成送审稿。2017 年 2 月，国家卫生和计划生育委员会法制司审核后，建议将标准名称改为"学生餐营养指南"，经研讨后一致同意，最终确定标准名称。

2. 标准主要内容及制定依据

（1）学生餐的定义

WS/T 554—2017《学生餐营养指南》首先明确了学生餐的定义。世界卫生组织将"营养餐"称为"healthy meals"，而联合国世界粮食计划署（WFP）关于学校供餐的文件将"营养餐"称为"nutritious meals"。多个学术机构对营养餐的要求是：符合营养要求的膳食应达到本国居民膳食指南对相应人群的营养推荐量。

起草组在 WS/T 100—1998 中相关定义的基础上，结合学校供餐具体情况对标准中学生餐的定义进行了适当修改，定义为：由学校食堂或供餐单位为在校学生提供的早餐、午餐或晚餐。

（2）学校供餐营养素供给量

为规范学生餐营养配制，保证就餐学生从学生餐中获取生长发育所必需的能量和营养素，使其膳食结构更为合理，WS/T 554—2017 明确了学生餐的能量和营养素供给量，包括了能量、蛋白质、脂肪供能比、碳水化合物供能比、钙、铁、锌、维生素 A、维生素 B_1、维生素 B_2、维生素 C、膳食纤维在内的 12 个指标。

根据《中国居民膳食营养素参考摄入量（2013 版）》中能量的需要量和各营养素的推荐摄入量（若没有推荐摄入量，则参考平均需要量），分性别计算 6 岁 ~8 岁、9 岁 ~11 岁、12 岁 ~14 岁和 15 岁 ~17 岁年龄段不同性别学生的能量及营养素的供给量。WS/T 554—2017 建议学生餐的能量供给量达到标准值的 90%~110%，蛋白质供应量要达到标准值的 80%~120%。根据 2010 —2012 年中国居民营养与健康状况监测的数据显示，我国 6 岁 ~17 岁学生膳食钙摄入量仅为 366.1mg/d，比 2002 年监测的数据 388.8mg/d 略有下降。同时，我国学校供餐普遍存在奶及奶制品供应不足，使得膳食钙供应量偏低，考虑到奶制品价格和学校供应牛奶的实际情况，将钙的推荐标准规定为 750mg/d~950mg/d，略低于《中国居民膳食营养素参考摄入量（2013 版）》中规定的

6 岁 ~17 岁学生推荐摄入量为 800mg/d~1200mg/d 的标准。

一日三餐分配的原则参考《中国居民膳食指南（2016）》和《中国学龄儿童膳食指南（2016）》相关部分内容，如"饮食要规律，三餐的比例要适宜。早餐提供的能量应占全天总能量的 25%~30%，午餐占 30%~40%，晚餐占 30%~35% 为宜"的要求，同时考虑到部分学校只提供一日三餐中的某一餐，为了便于学校操作，WS/T 554—2017 中也规定了学生餐提供的营养素分配到一日三餐的比例。

（3）学校供餐的食物种类及数量

WS/T 554—2017 首先参考《中国居民膳食指南（2016）》中相关内容，确定学生餐每人全天食物种类；进一步参考《中国居民膳食营养素参考摄入量（2013 版）》及《中国食物成分表（2002）》确定每种食物的质量，并结合 2002 年中国居民营养与健康调查中 3 天 24 小时回顾调查法得到的数据，计算不同年龄段学生每种食物平均摄入量。

虽然《中国学龄儿童膳食指南（2016）》提出，儿童每天摄入奶及奶制品 300g 及以上，但 2010—2012 年中国居民营养与健康状况监测的数据显示，中国 6 岁 ~17 岁学生平均每天奶及奶制品的摄入量只有 34.5g，远远低于国家推荐标准，其中贫困地区的学生的摄入量更低。因此，在标准中适当调低了学校供餐中奶供给量，为 200g/（人·d）~250g/（人·d）。同时，为了补充优质蛋白质的摄入，适量调高了鸡蛋的供给量，为

50g/（人·d）~75g/（人·d）。

（4）学校供餐的配餐原则

食物多样化是保证学生充分地获得健康成长所需的能量和各种营养素的基础。《中国居民膳食指南（2016）》中指出，食物多样，谷类为主，粗细搭配，多吃蔬菜水果和薯类；每天吃奶类、大豆或其制品；常吃适量的鱼、禽、蛋和瘦肉。WS/T 554—2017的主要食物互换表给出每一类食物之间的质量交换比例，帮助学生餐从业人员制定多样化的食谱，将营养与美味结合，按照同类互换、多种多样的原则调配一日三餐。

学龄期是学生饮食行为形成的关键时期。WS/T 554—2017要求学校食堂和供餐单位要减少烹调油用量，让学生养成清淡少盐膳食的习惯。

我国存在明显的自然环境的差异和社会经济发展的不平衡，学生营养状况也存在明显的地区和城乡差异。因此，学生餐的供应也应结合当地的经济水平和饮食习惯，指导学生科学地选择食物。

三、标准的宣贯与应用

国内外的实践证明，学校食堂供餐是保证学生吃上营养均衡、美味可口的食物，以及促进学生健康成长的重要途径。近年来，随着农村义务教育学生营养改善计划的逐步推进，我国中西部贫困农村地区学校食堂供餐比例快速增加，不少城市中小学学校食堂的建设也在逐步完善。因此，WS/T 554—2017发布后得到各级教育部门、卫生行政部门和学生餐企业的大力欢迎。

WS/T 554—2017发布后，标准牵头单位——中国疾病预防控制中心营养与健康所与全国农村义务教育学生营养改善计划领导小组办公室联合，从2017年开始，逐年组织各级教育部门和疾病预防控制中心人员开展国家级培训，累计达到1500人次。同时，各省、市、县的教育部门、疾病预防控制中心结合各地学生营养状况和膳食特点，对基层人员开展培训。同时，积极调动社会力量开展标准的宣传和培训，与中国学生营养与健康促进会、中国青少年发展基金会等单位合作，定期组织培训班，为学校和供餐单位提供直接指导。

为科学指导学校食堂或供餐单位配备学生餐，增加标准的易用性，中国疾病预防控制中心营养与健康所编制了《农村学生膳食营养指导手册》，该书提供了浅显易懂、实用性强的营养基础知识和配餐方法，并根据不同地区、不同季节、不同年龄学生的营养需求制定了可操作性强的营养食谱。

WS/T 554—2017明确规定了学生餐的能量和营养素供应量，为解决食物营养分析的关键点，中国疾病预防控制中心营养与健康所在原有的《学生电子营养师》（农村版）膳食分析软件的基础上，受全国农村义务教育学生营养改善计划领导小组办公室委托，开发了《学生电子营养师》的升级版和网络版等营养配餐系统，供基层学校、供餐单位和疾病预防控制中心免费使用，用于设计符合标准要求的带量食谱、指导食物采购、餐后营养素分析等，帮助学校食堂或供餐单位为学生提供营养均衡的学生餐。

WS/T 554—2017 是针对中小学学生餐提出的重要技术标准。同时，为保证学生、家长和食堂工作人员能够理解和应用该标准，围绕标准对上述人员开展营养与健康宣传教育和培训，共同促进学生的健康成长。

WS/T 554—2017 规定了我国学校供餐的普遍原则。深圳、天津、青海、成都等地，以该标准的具体要求为基础，结合当地学生营养状况和膳食特点，陆续制定地方标准或地方学校供餐指导手册，指导学校合理供餐。

四、标准的实施评估

目前，还缺乏在全国范围内针对 WS/T 554—2017 使用情况的有代表性的调查。中国疾病预防控制中心营养与健康所曾在 2018 年组织了一次省级疾病预防控制体系调查，覆盖 26 个省 / 市级疾病预防控制中心的 39 名营养工作人员，采用问卷调查了解他们对 WS/T 554—2017 的知晓情况、使用情况和实施建议等。调查结果显示，有 76.9% 的疾病预防控制营养专业人员了解该标准，主要是通过国家级培训的方式获得相关信息；他们对标准的使用率为 56.4%，主要是工作中暂时没有用到该标准；84.6% 的专业人员认为在中小学推广该标准存在一定困难，需要相关配套经费和人员支持。为此，项目组考虑逐步改善标准培训模式，多途径、多方式，以问题为导向开展培训，提高标准培训效果。建议在国家级培训基础上，壮大标准师资力量，强化省级及以下各部门对标准的理解。另外，鼓励各地按照地方饮食习惯，形成地方特点的膳食指导原则。

五、与国际同类标准的比较

WS/T 554—2017 的制定以我国中小学生膳食营养具体情况为基础，也借鉴了美国、日本等国家的先进经验，注重与现行国际同类标准接轨。全球共有 50 多个国家颁布了学生餐相关的法律、法规和标准。美国从 1935 年就推行了午餐计划，先后启动了课余加餐计划、夏季供餐计划、专项牛奶计划、妇女与婴儿计划等，先后颁布了《国家学校午餐法》（1946 年）、《儿童营养法》（1966 年）、《健康、无饥饿的儿童法》（2010 年）等，明确了学生餐的营养要求和膳食原则，如："学生午餐必须符合美国居民饮食指南，脂肪供能比不超过 30%，其中饱和脂肪酸含量应低于10%"等。近年来，由于美国中小学生肥胖状况日益严重，学生午餐要求增加水果、蔬菜以及全谷类，减少钠和反式脂肪酸，提供低脂牛奶等。

六、标准产生的主要社会效益

WS/T 554—2017 的发布为促进中小学合理供餐提供了重要的技术保证。各级政府部门、学校和供餐单位积极推广应用,提高学生餐的营养质量,保证学生餐能够满足中小学生生长发育的营养需求。我国幅员辽阔,各地饮食习惯差异很大,在 WS/T 554—2017 的基础上,通过逐级培训、使用膳食分析软件和综合应用相关地方标准等方式,充分发挥营养工作人员的专业指导作用,结合地方饮食特点和儿童营养状况,提供适合当地、浅显易懂、实用性强的学生餐食谱,指导学校食堂或供餐单位配备学生餐,做到营养均衡、口味丰富,让学生餐成为真正的"营养餐",改善学生的营养健康状况。

(张倩)

编委想说

WS/T 554—2017《学生餐营养指南》旨在通过规范学生餐的食物供应，为学校食堂及供餐单位提供科学配餐指导，保证就餐学生能获得生长发育所需的能量和各种营养素，达到健康成长的目的。标准的编制倾注了起草人及相关领域专家、基层工作人员的大量心血。

——张倩

国家卫生健康标准委员会营养标准专业委员会推荐意见

　　我国脑卒中发病后的复发率和死亡率居世界首位。而合理有效的营养支持治疗不仅能够缩短平均住院天数，减少并发症，降低住院患者的总体医疗费用，还能降低危重症患者的病死率，改善其生活质量。科学的营养膳食指导是降低脑卒中患者死亡率和致残率的重要手段。WS/T 558—2017《脑卒中患者膳食指导》的起草参考了国内外著名营养治疗相关指南，并结合了我国脑卒中患者的发病状况及代谢特点。该标准的发布为广大脑卒中患者提供了规范的营养治疗指导，顺应了我国社会经济和卫生事业发展的需要。

一、标准的立项过程

　　脑卒中是一组以脑组织缺血及出血性损伤症状为主要临床表

现的急性脑血管病,包括脑出血、脑梗死和蛛网膜下腔出血,具有发病率高、致残率高、死亡率高和复发率高的"四高"特点。《中国卒中报告2019》显示,2018年,中国居民脑卒中死亡率为149.49/10万,占我国居民总死亡率的22%。脑卒中已成为过早死亡和疾病负担的首位原因。

脑血管病的发生和转归是多因素的,脑血管病后脑损害的恢复是建立在人体内环境稳定的基础上,其中机体营养状态直接影响脑血管病的转归。喂养还是普通膳食(FOOD)试验是一项大型多中心随机对照研究,此试验对脑血管病患者营养状况基线水平与脑卒中结局间的关系进行了研究,结果显示,营养不良是影响脑卒中预后的独立危险因素。此外,很多荟萃分析(Meta分析)的结果表明,临床患者营养不良发生与疾病的不良预后显著相关,并由此大大增加了经济耗费。

然而,过去临床医生一般只关注脑卒中疾病本身或是并发症的治疗,而忽略了营养不良这个重要影响因素。虽然临床营养作为疾病综合治疗的重要组成部分,却未发挥其应有的作用,成为医疗服务"木桶"中的"短板"。2016年10月25日,中共中央、国务院印发《"健康中国2030"规划纲要》,提出大健康发展理念和实施临床营养干预,临床营养首次被列入国家战略规划。国务院办公厅印发的《中国食物与营养发展纲要(2014—2020年)》提出了对重点区域、重点人群实施营养干预;《国民营养计划(2017—2030年)》提出实施国民营养计划六大行动、深入开展食物营养功能评价研究。中国营养学会也发布了《中国居民膳食指南（2016）》。

为了提高重视，统一和规范脑卒中与营养管理的认识，关注脑卒中患者的营养管理，神经病学和营养学专家提出了营养治疗的实施方法，呼吁建立营养评估和干预体系，培训营养管理人员，确保对脑卒中患者营养的评估、治疗、监测、跟踪随访以及处理与饮食相关的吞咽障碍。为保障广大脑卒中患者营养治疗的规范，适应我国社会经济和卫生事业发展的需求，迫切需要建立脑卒中的营养标准化治疗体系，与国际权威营养治疗指南相关联，根据美国营养师协会、欧洲肠外肠内营养学会的指南，结合我国患者的发病状况及代谢特点，制定中国脑卒中的个体化营养治疗标准。

2013 年 9 月 28 日，由河北医科大学第一医院李增宁教授牵头提出制定《脑卒中患者膳食指导》的建议。经过网上申报，营养标准专业委员会在北京组织专家进行现场答辩，上报国家卫生和计划生育委员会后获批立项。

二、标准的编制过程

1. 成立起草组

起草组由北京协和医院、中日友好医院、哈尔滨医科大学第二医院、黑龙江省第二医院、复旦大学附属华山医院、天津市第三中心医院、四川大学华西医院、河北医科大学第一医院、河北医科大学第二医院、中国疾病预防控制中心营养与健康所组成。起草组成立后，召开了标准编写启动会（见图 5–1），会议主要研究和商讨如何编写标准，制定了编写计划和方案，并进行了分工。

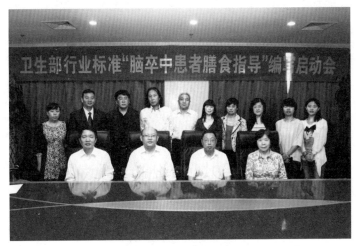

图 5–1　标准编写启动会

2. 撰写标准并广泛征求意见，形成送审稿

　　参编专家分别负责编写标准的各个部分，为了增加标准的权威性和严谨性，起草组成员在国内外的数据库进行了详尽检索。采用文献管理软件将文献进行去重，然后仔细阅读文献的题目和摘要，挑选出符合纳入标准的文献进行全文研读。通过 Meta 分析的统计学方法，形成标准的部分内容。最后由项目负责单位统

一整理，于 2014 年 3 月完成标准草案。随后发至参编专家进行第一轮征求意见。起草组成员秉持着严谨和科学的态度，认真通读标准全文，纷纷提出了宝贵的意见，项目负责单位根据参编专家的意见进行修改后，完成标准第二稿。

但是由于编写标准的经验有限，在标准的体例、语言表述等方面还存在一些不足。为提高卫生标准制修订工作质量，起草组于 2014 年 6 月参加了卫生标准编写培训班。参加此次培训班，起草组成员收获颇丰，为下一步的工作打下了坚实的基础。

在总结了不足和问题之后，起草组成员有针对性地对标准进行修订，于 2014 年 6 月再次将标准发送至各位参编专家进行第二轮的征求意见。专家均表示虽然还存在一些不足，但是相较于第一版的内容，取得了长足的进步。通过不懈努力，起草组终于完成了征求意见稿和编制说明。

2014 年 10 月，通过网络的方式，向医疗、教学、科研等机构的从业人员广泛征求意见。起草组成员针对专家提出的问题多次开会，共同商讨，最终达成如下共识：

（1）术语和定义部分

参考了 WS/T 430—2013《高血压患者膳食指导》、WS/T 429—2013《成人糖尿病患者膳食指导》、《营养科学词典》（中国营养学会编著）、《卒中患者吞咽障碍和营养管理的中国专家共识（2013 版）》、《内科学》、《病理生理学》等，确保标准中术语和定义的权威性和准确性。

（2）膳食原则部分

根据专家提出的意见进行反复修改，词句最终做到精简、准确。

（3）主要营养素推荐摄入量部分

引证中国营养学会推荐的指南、专家共识等进行修改，可满足脑卒中患者需求，有利于疾病的恢复，并提供营养处方的制定依据。

（4）脑卒中患者食物选择部分

经讨论认为，描述具体的食物，可省去翻查《中国食物成分表》的过程，更省时省力，更适合临床应用，便于医护人员对脑卒中患者进行指导。

起草组于2014年11月根据意见修改之后形成送审稿。

3. 召开第二次营养标准审议会

2014年12月11日，营养标准专业委员会召开第二次营养标准审议会，与会专家对标准进行了复审。会上首先由李增宁教授为各评审专家介绍标准制定的背景和意义，然后详细介绍了制定的过程以及标准所涵盖的内容，重点介绍了标准各条款制定的依据。与会专家针对标准进行了审查讨论，共计提出31条意见，起草组全部采纳。主要修改有：

① 删除了"基础能量消耗"和"血脂异常"的定义。

②"3.1 平衡膳食"中删除"全谷类食物占谷类一半；副食荤素搭配，并注意经常变换食物"。

③"4.1 能量"中"未发病者"改为"稳定期患者"。

④"4.3 蛋白质"中"褥疮"改为"压疮"，并且删除"蛋白质占全天能量的 15%~20%，适当减少动物蛋白，增加植物蛋白质摄入"。

⑤"4.4 碳水化合物"中删除"脑卒中患者如合并糖尿病等，要控制低碳水化合物的摄入"。

⑥"5 脑卒中患者的食物选择"中各类食物不要按照"优选食物""限量食用食物""不宜食用食物"列出各种食物，要简化，按食物大类举 1 个 ~2 个例子即可。

4. 网上征求意见和发布

2015 年 2 月 4 日，《脑卒中患者膳食指导》在卫生标准网上发布，公开征求意见，起草组未收到意见反馈。标准于 2017 年 8 月 1 日正式发布，2018 年 2 月 1 日起实施，标准编号为 WS/T 558—2017。

三、标准的宣贯与应用

为贯彻落实营养标准宣贯工作，加强营养人才培养，起草组分别于 2017 年在宁夏吴忠、2018 年在湖南长沙、2019 年在陕西西安举办宣贯培训班。2019 年 5 月，起草组成员杜红珍医师在西安参加了由中国疾病预防控制中心营养与健康所举办的 2019年度第一期营养标准宣贯培训班，会上详细介绍了脑卒中与营养的关系，同时对脑卒中膳食指导的方法及内容进行解读。会上有学员对标准参考《中国居民膳食指南》的版本进行提问，鉴于该标准制定时 2016 版的膳食指南尚未出版，因此制定时参考的仍为旧版膳食指南。

2018 年 12 月，起草组在《河北医科大学学报》发表标准解读；2020 年 2 月，在《养生大世界》杂志发表《脑卒中患者膳食支持治疗指导》一文。

四、标准的实施评估

1. 被调查者的一般情况

通过问卷调查的方法评估标准，共收集问卷 92 份（1 人 1 份问卷）。被调查者包括河北 65 人、湖北 1 人、甘肃 1 人、江苏 3 人、北京 2 人、黑龙江 1 人、河南 3 人、辽宁 2 人、山东 7 人、贵州 1 人、上海 2 人、湖南 1 人、山西 1 人、广东 1 人、宁夏 1 人，其中以河北居多，占总人数的 70.65%。被调查者的学历以本科最多，占 54.44%，其次是硕士，占 36.67%，博士占 4.44%；被调查者的职称以高级和中级职称较多，均占 37.78%，初级职称占 18.89%。被调查者的工作领域和就职年限（具体人数见表 5-1）涵盖各层次人员，覆盖面较广，具有一定的代表性。

表 5-1 不同工作领域和就职年限的被调查者的具体人数

工作领域	15 年以上	10 年~15 年	5 年~10 年	5 年以下	合计
高等院校	1	1	1	1	4
科研院所	1	0	0	0	1
医院及社区服务中心	31	14	16	21	82
疾病预防控制中心	0	1	0	0	1
营养健康宣教机构	0	0	1	0	1
其他	1	1	0	1	3

2. 标准的知晓率

在被调查者中有 61.96% 的人员知晓 WS/T 558—2017,知晓度较高。知晓途径包括培训活动、学术会议、期刊、网络、同事或专业人士分享等,其中以同事或专业人士分享居多,占 59.65%。

在知晓人员中有 96.49% 的被调查者认为,开展 WS/T 558—2017 的培训是十分重要和必要的。因此,可以通过开展面授培训班、线上培训班、网络视频教学等推广标准。

3. 标准的使用情况

排除不知晓该标准的 35 人,最终得到 57 份有效问卷。通过调查发现,有 82.46% 的人员在工作中使用过 WS/T 558—2017,有 24.56% 的人员每周使用一次及以上,使用率较高。被调查者均认为该标准可操作性较高,在工作中使用起来很便利,这也给了起草组莫大的鼓励。通过进一步的调查发现，该标准主要被应用于脑卒中患者膳食摄入状况评估、膳食搭配指导和食谱设计、科普宣教等工作，应用范围较广泛。

4.标准的内容评价

在得到的 57 份有效问卷中，被调查者均认为，该标准的内容表达清晰、易于理解。但是标准中涉及的一些内容也存在不足之处，被调查者给出了建设性的意见和建议，包括认为蛋白质摄入偏低、蔬菜类很难达到推荐量、食用油限量很难操作等，并建议按病症细化指导意见等。

有 5.26% 的被调查者认为该标准需要修订，修订内容包括：特殊医学用途配方食品如何应用；鼻饲脑卒中患者饮食指导；口服不能满足能量需求时的饮食指导；能量与营养素摄入量，这些宝贵的意见也为未来的工作内容指明了方向。

五、与国际同类标准的比较

目前，许多国际学术组织均已制定了相关的同类指南或专家共识。主要包括：

1.美国心脏协会和美国卒中协会（AHA/ASA）发布的指南或共识

在 AHA/ASA 发布的指南或共识中，多次提到了营养管理方面的内容。如在《AHA/ASA 指南—2019 年急性缺血性卒中患者早期管理指南：针对 2018 年急性缺血性卒中早期管理指南的更新》《卒中一级预防指南：AHA/ASA 致医疗专业者的声明》《2021 年 AHA/ASA 指南：卒中和短暂性脑缺血发作患者的卒中预防》等中均提到了饮食模式的重要性，建议患者遵循地中海饮食，强调多吃蔬菜、水果、全粒谷物、低脂乳制品、禽类、鱼类、豆类、橄榄油和坚果，限制糖类和红肉摄入量，但是没有给予量的描述。另外，针对盐的摄入量进行了规定，建议每日摄入 2.5g 盐，而 WS/T 558—2017 建议"不宜吃含盐高的菜品或腌制品，如咸肉、咸菜、熏酱食物等。食盐应不超过每日 5g，如果合并高血压，每日应不超过 3g"，该条款是起草组咨询专家后进行的设定。因为实际工作中，部分患者由于过分限制盐的摄入而导致低钠血症的发生，因此建议对盐的摄入不应过于严格。对于吞咽困难的患者，脑卒中早期（最初的 7d 内）给予鼻胃管饮食；对于营养不足或有营养不良风险的患者，合理使用营养素补充剂。这与WS/T 558—2017 的建议是一致的。

2. 英国国家卫生与临床优化研究所（NICE）2019 年制定的《大于 16 岁人群卒中和短暂性脑缺血发作的诊断和初期管理》

该文件主要针对住院的脑卒中患者，建议患者入院后及时进行营养风险筛查、营养评价、吞咽功能评价，在 WS/T 558—2017 中不包含此项内容。对入院时营养状况良好的患者，不推荐常规给予营养补充治疗；对有营养不良风险的卒中患者提供营养支持，包括口服营养素补充剂、专家饮食建议和 / 或管饲喂养，这与 WS/T 558—2017 的建议是一致的。

3. 加拿大心脏与卒中基金会（HSFC）发布的《加拿大卒中最佳实践建议：卒中后康复、恢复和社区参与》（2019 年更新的第 6 版）

该文件为脑卒中后营养管理提供了临床建议，其中强调了补充水分的重要性。WS/T 558—2017 中也对水的摄入量进行了推荐。对于存在吞咽困难的患者，建议改变食物质地和液体稠度，WS/T 558—2017 中也进行了推荐。

4. 欧洲临床营养和代谢学会（ESPEN）发布的《ESPEN 指南：神经病学临床营养》

该指南主要侧重于脑卒中后吞咽困难患者的营养管理，建议可以通过改变食物的性状、增加能量密度，满足患者的营养需求，WS/T 558—2017 中也进行了推荐。

通过与国际同类标准进行比较，认为 WS/T 558—2017 具有一定的实际应用价值，内容覆盖广泛，可适用于对脑卒中患者进行膳食指导。

六、标准产生的主要社会效益

WS/T 558—2017 规定了脑卒中患者膳食指导原则、能量及营养素推荐摄入量、食物选择、膳食处方制定。该标准可指导脑卒中患者通过平衡饮食与合理营养摄入，补充能量、蛋白质、维生素和微量元素，预防营养素缺乏。通过合理营养素摄入，辅助控制血压，调节血糖、血脂，达到减少并发症的发生和发展，从而提高脑卒中患者生活质量，改善整体健康水平。

该标准强调，针对脑卒中的不同人群，满足其在特定时期的营养需求。对于年轻的脑卒中患者，养成良好的饮食习惯，减轻高血脂、高血压、高血糖症状；针对失能、半失能老年脑卒中患者，提供适宜的能量和营养素并考虑其心理社会因素，针对性给予个体化营养处方，监测代谢变化，调整营养处方，最终达到辅助治疗疾病、改善临床结局、节约医疗耗费的作用。该标准的制定也为特殊医学用途配方食品的研制提供了思路和实践探索，为大健康产业提供帮助。

（李增宁、张坚、骆彬、谢颖）

编委想说

　　脑卒中患者在临床上很常见，但这些患者由于患病周期长、患者自理能力受限，患者越来越消瘦，又造成脑卒中复发和产生其他并发症。起草组调研了医患的需求，并经过多学科专家充分讨论制定了编写大纲。在制定标准内容时，起草组也持有不同的意见，有的认为应该体现标准的前沿性，标准实施后可以在较长时间内适用；有的认为应该体现标准的权威性，所有内容都应该有普遍适用性，最终起草组在遵循科学性、系统性、循证性、可操作性的原则下，制定了标准。虽然标准文本只有 10 多页，但是每句话都是经过起草组认真思考和多次讨论后凝练的结晶，无不体现着起草组的心血。

——李增宁

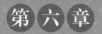

第六章　WS/T 678—2020《婴幼儿辅食添加营养指南》

国家卫生健康标准委员会营养标准专业委员会推荐意见

　　生命早期1000天是人的体格生长、神经及认知发育、高级情感及社会交往能力萌芽和快速发展的关键时期。这个时期既是人的大脑可塑性强、多数能力（听觉、视觉、语言和认知等）发展的最佳时期，也是一生中人口资本投资回报率最高的时期，这对人力资本的积累至关重要。此外，婴幼儿的营养状况不仅影响其一生的健康，也是衡量一个国家社会发展的重要指标。国内外多项研究证实，营养教育是改善婴幼儿辅食添加质量及营养状况的有效措施。2020年5月，国家卫生健康委员会发布了由中国疾病控制中心营养与健康所、首都儿科研究所等单位共同起草的WS/T 678—2020《婴幼儿辅食添加营养指南》。该标准规定了健康足月出生的满6月龄～24月龄的婴幼儿进行辅食添加的基本原则、分年龄段辅食添加指导及辅食制作的技术要求，这些标准化的辅食添加，为科学喂养提供了依据和指导。

一、标准的立项过程

在婴幼儿满 6 月龄之后，进入了离乳期，在母乳喂养的同时逐步添加辅食是早期喂养和食物转换的关键，其效果对儿童其后的一生健康产生持续作用。这一过程中，家庭辅食的制作质量和喂养效果与儿童营养状况及身体发育密切相关。

我国政府对婴幼儿营养和辅食添加非常重视，已经制定了一些关于婴幼儿辅食添加的相关法律、法规和指南等。2017 年 6 月，国务院办公厅发布并实施《国民营养计划（2017—2030 年）》。该计划提出开展生命早期 1000 天营养健康行动，具体内容包括：研究制定婴幼儿科学喂养策略，宣传引导合理辅食喂养；提高婴幼儿食品质量与安全水平，推动产业健康发展；加强婴幼儿配方食品及辅助食品营养成分和重点污染物监测，及时修订完善婴幼儿配方食品及辅助食品标准；提高研发能力，持续提升婴幼儿配方食品和辅助食品质量。该计划的发布和实施为婴幼儿营养和辅食添加工作的开展指明了前进的方向。

国家针对婴幼儿营养和辅食添加工作的具体实施，如针对辅食营养补充品、配方食品、特殊医学用途配方食品等制定了一些相关的标准和细则。GB 22570—2014《食品安全国家标准　辅食营养补充品》适用于 6 月龄~36 月龄婴幼儿及 37 月龄~60 月龄儿童食用的辅食营养补充品，明确给出了辅食及辅食营养补充品的定义、技术要求和标识。此外，还有适用于婴儿和幼儿配方食品的食品安全国家标准，如 GB 10765—2010《食品安全国家标准 婴儿配方食品》和 GB 10767—2010《食品安全国家标准 较大婴儿和幼儿配方食品》（均已废止）。其中指出婴幼儿配方食品是以乳类及乳蛋白制品和/或大豆及大豆蛋白制品为主要原料，加入适量的维生素、矿物质和/或其他辅料，仅用物理方法生产加工制成的液态或粉状产品，其营养成分能满足正常较大婴儿和幼儿的部分营养需要。标准中对婴幼儿配方食品的原料、感观、必需成分（包括蛋白质、碳水化合物和多种维生素和矿物质等）、可选择性成分及其他指标（包括污染物限量、食品添加剂和营养强化剂、包装、标签等）进行了规定。

《婴幼儿辅助食品生产许可审查细则》（2017 版）是根据《中华人民共和国食品安全法》及其实施条例、《食品生产许可管理办法》（国家食品药品监督管理总局令第 16 号）等有关规定，由原国家食品药品监督管理总局组织制定的。在该细则的解读中提到，该细则的制定是为了保障婴幼儿辅助食品质量安全，规范婴幼儿辅助食品生产加工活动；加强婴幼儿辅助食品质量安全许可监管。

综上可以看出，我国还没有关于婴幼儿辅食添加的指导性标准，在一定程度上影响了我国儿童保健服务在家庭层面上的婴幼儿营养指导工作的推广。因此，有必要建立基于现代儿童营养学且符合我国居民饮食习惯的婴幼儿辅食营养指导标准。

2017 年 12 月，首都儿科研究所申请制定卫生行业标准《婴幼儿辅食添加营养指南》，经过专家评审和相关程序审核后成功立项，于 2018 年 5 月开始标准制定工作。

二、标准的编制过程

1. 标准的起草原则

为了提高婴幼儿辅食添加的技术水平，切实落实标准，在标准起草过程中，起草组将"实用性"作为一个主要原则来构建标准的内容，选择对于婴幼儿辅食添加至关重要的内容，以科学、权威和易操作的方式进行表达，确保后期标准被大范围地接受和使用。为了保证标准内容的科学性和权威性，起草组在查阅国内外婴幼儿辅食添加和营养的相关标准、指南和学术文献的基础上形成检索报告，并多次组织专家进行专题讨论，吸取权威和科学的内容形成了标准。

2. 标准制定过程

（1）资料检索

首先是进行资料检索，了解国内外婴幼儿辅食添加营养指导文件和法规情况。2018 年 5—6 月，起草组进行国内外相关法律法规、标准、指南和学术文献的检索，检索国内外网站及数据库。为确保标准制定过程中各个技术环节和内容的依据科学、充分，起草组制定了基本的检索要求。经过 2 个月的工作，终于形成了婴幼儿辅食添加相关指南、标准等文献的综述，为下一步工作的深入进行奠定了基础。

（2）形成标准草案

2018 年 7—8 月，为了充分了解婴幼儿辅食添加工作相关人群的需求，起草组组织开展了对相应人群的调查，包括对婴幼儿的监护人和妇幼保健院、综合医院儿科等机构的人群进行调查，了解其需求和问题等，分析整理数据。然后组织婴幼儿喂养专家进行讨论，在纷繁复杂的婴幼儿喂养知识和问题中，找到主要的问题，确定了标准草案的主要框架和内容，这是下一步工作的必要基石。

（3）多次修改完善

2018 年 9—10 月，起草组多次组织了小组讨论，并举办 2 次专家讨论会，邀请全国基层和省市的儿科临床、保健和营养等专业相关专家进行专题讨论，专家各抒己见，有时争论非常激烈。比如对于开始进行辅食添加的月龄，有部分专家建议应该在 4 月龄 ~6 月龄，因为需要根据婴幼儿生长指标以及心理行为来判断添加辅食的时间。但部分专家认为应该依据中国营养学会编著的《中国居民膳食指南（2016）》中 "7~24 月龄婴幼儿喂养指南"和 WHO 的《婴幼儿喂养指南》推荐的满 6 个月即满 180 天，且研究结果虽未发现 4 个月 ~6 个月添加辅食容易增加婴幼儿过敏和腹泻的风险，但也未发现对婴幼儿发育有确切的益处。再有，并没有研究显示满 6 个月开始添加辅食对婴幼儿发育有任何不利的影响，且对于婴幼儿家长容易掌握，便于标准的具体操作和大规模实施。最终经过讨论，决定将开始辅食添加时间确定为 6 月龄。还有关于"是否需要加入辅食质地的描述"，部分专家认为辅食质地中不必加入"用牙床压碎的程度""用牙床咀嚼的程度"等。但其他专家认为辅食的质地和形态与婴幼儿口腔及胃肠道的发育密切相关，而且已有研究证实未按时添加质地适度的辅食将影响儿童口腔运动功能的锻炼，如果家长一直未给予辅食而以流质、半流质为主或食物质地未随年龄改变，则会影响儿童的咀嚼、吞咽等能力，导致舌运动不灵活，且在适宜年龄阶段进行辅食添加可以锻炼咀嚼肌的协调能力，增强口腔运动技能，有利于婴幼儿语言的发育和表达。此部分内容主要引自日本的《离乳食指南》，该书在日本使用广泛且反响很好，能够更加形象地描述辅食质地，方便妇幼保健人员指导家长实际操作。最终在标准草案中加入了辅食质地的描述，使标准更加易于操作。

（4）征求意见，形成送审稿

经过起草组和专家的多次认真审核，于 2018 年 9 月形成征求意见稿。为了使标准更加完善，2018 年 10 月，起草组又向相关领域专家征求意见，包括省市和基层妇幼保健院的儿科医生和管理人员等，征求意见稿发出 30 份，共收回 21 份。共收到意见 66 条，其中采纳 41 条，部分采纳 18 条，未采纳 7 条。对于收到的意见和建议，起草组都认真对待，组织小组讨论和专家讨论会，然后归纳整理汇总，修改完善征求意见稿，形成送审稿，上报营养标准专业委员会。

（5）报批、发布

2018 年 12 月 14 日，标准送审稿通过营养标准专业委员会召开的第 5 次标准审查会议，标准的审查结论是通过（修改后报批）。经过起草组多次小组讨论，并邀请多名专家对修改意见进行审核，于 2019 年 1 月 18 日将修改后的报批材料以公文形式上报营养标准专业委员会。期间又经过了几次修改和完善，终于在 2020 年 5 月 30 日发布。

三、标准的宣贯与应用

① 在 WS/T 678—2020《婴幼儿辅食添加营养指南》发布的基础上，国家卫生健康委员会办公厅于 2020 年 7 月发布了《婴幼儿喂养健康教育核心信息》，在全国范围内推动婴幼儿家庭的辅食科学喂养的能力提升工作。

② 开展"好妈妈营养教学厨房"（见图 6-1）项目，形象直观地培训妇幼保健人员和家长进行婴幼儿辅食制作和添加，推广 WS/T 678—2020。

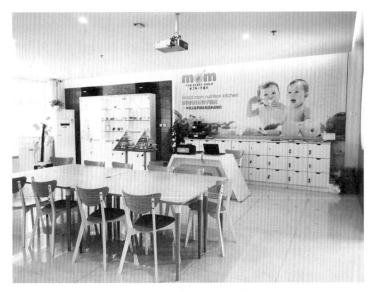

图6-1　好妈妈营养教学厨房

③ 支持全国妇幼健康研究会举办"儿童早期发展适宜技术学习班",创建儿童早期发展基地,编写教育手册和推广线上课堂等。目前,每期线上接受培训的人数已超过9000多人。

四、与国际同类标准的比较

1. WHO 制定的婴幼儿营养和喂养及辅食添加的相关策略及文件

2002年,WHO 和 UNICEF 联合制定了《婴幼儿喂养全球策略》。该策略确定了婴幼儿喂养的战略目标和实施策略,使喂养措施对婴幼儿营养状况、生长发育、健康乃至生存的影响重新受到世界范围的广泛关注。随后 WHO 制定了《母乳喂养儿童的补充喂养指导原则》和《非母乳喂养儿童的喂养指导原则》。这两个指导原则对辅食添加的时间、顺序、种类、铁的补充及食物过敏等问题进行了全面的介绍和总结。

2. 国际食品法典委员会发布的婴幼儿食品相关文件

国际食品法典委员会于 1979 年通过了《婴幼儿特殊膳食用食品中营养物质的参考清单》，又分别在 1983 年、1991 年、2009 年、2015 年对参考清单进行了修正，2008 年对其进行了修订。该参考清单包括了婴幼儿特殊膳食用食品中基于营养目的使用的营养物质。国际食品法典委员会于 1981 年发布了《谷基类婴幼儿加工食品法典标准》，该法典标准适用于以谷基加工的婴幼儿食品，提出考虑到婴幼儿个体的营养需要，以谷基加工的婴幼儿食品作为 6 月龄以上婴幼儿的补充食品并作为婴幼儿逐渐多样化膳食的一部分。国际食品法典委员会又于 1991 年第 19 次会议通过了《较大婴儿和幼儿配方辅助食品准则》，该准则为较大婴儿和幼儿配方辅助食品的生产提供技术方面的指导。

3. 2013 年由加拿大安大略省公共健康协会发布的《0～6 岁儿童分阶段喂养指南》

该指南最突出的特点是分阶段进行营养指导，为儿童保健工作者提供了较好的参考资料。

综上所述，与国际同类标准相比，WS/T 678—2020 依据我国的饮食习惯，更强调家庭的指导作用。

五、标准产生的主要社会效益

儿童是国家的未来，婴幼儿的辅食喂养是一个重要的生命时段工作，婴幼儿辅食添加与儿童营养状况及身体发育密切相关。

WS/T 678—2020 的发布和实施有利于开展规范化的婴幼儿营养指导，促进婴幼儿健康，也有利于促进儿童早期营养改善和相关国家公共卫生政策的制定。

（张霆、殷研、吴建新）

编委想说

　　儿童是祖国的未来，儿童的健康不仅是儿童期的健康，与成人期的健康体质和素质也密切相关。生命早期1000天是儿童健康发展的重要基石，而儿童期的辅食添加又是儿童早期健康发展和未来体质的重要组成环节。

　　因此，大力推行WS/T 678—2020《婴幼儿辅食添加营养指南》，将规范解决全国范围内大部分家庭的生命早期1000天的营养失衡问题，将会对儿童发育产生贯穿一生的重要影响。

——张霆